卫生职业教育护理专业新形态一体化教材

供护理等相关专业使用

老年照护基本技术

主　编　曹　蕾　陈双琴　苏吉儿
副主编　夏雅雄　邢　娟　宋晓萍
编　委　（以姓氏笔画为序）
　　　　王娟娟　宁波颐乐园
　　　　邢　娟　宁波卫生职业技术学院
　　　　苏吉儿　宁波卫生职业技术学院
　　　　李倩茹　宁波卫生职业技术学院
　　　　吴佳莹　宁波卫生职业技术学院
　　　　宋晓萍　宁波大学附属第一医院
　　　　陈双琴　宁波卫生职业技术学院
　　　　林　鸽　温岭市第一人民医院
　　　　周　艳　西湖大学医学院附属杭州市第一人民医院
　　　　赵盛飞　宁波市镇海区炼化医院
　　　　胡菁菁　宁波卫生职业技术学院
　　　　胡勤波　宁波大学附属第一医院
　　　　夏雅雄　宁波卫生职业技术学院
　　　　曹　蕾　宁波卫生职业技术学院
　　　　楼孟君　宁波市江北区外滩街道社区卫生服务中心

华中科技大学出版社

中国·武汉

内 容 简 介

本书是卫生职业教育护理专业新形态一体化教材。

本书按操作模块共分为六个项目,包括饮食照护、排泄护理、清洁照护、冷热应用、转运照护、急危应对。本书详细阐述了老年照护的基本原则、基本技术以及实践策略,不仅注重理论与实践的结合,还着重强调了人文关怀在老年照护中的重要性;内容层次分明,重点、难点突出,利于学生形成科学的思维方式和建立正确的学习方法,注重激发学生的学习兴趣。

本书可供护理等相关专业学生使用。

图书在版编目(CIP)数据

老年照护基本技术 / 曹蕾,陈双琴,苏吉儿主编. — 武汉:华中科技大学出版社,2025.1.
ISBN 978-7-5772-1639-3
Ⅰ. R473.59
中国国家版本馆 CIP 数据核字第 2025FA0341 号

老年照护基本技术 曹 蕾 陈双琴 苏吉儿 主编
Laonian Zhaohu Jiben Jishu

策划编辑:	黄晓宇 周 琳
责任编辑:	黄晓宇 张宏赐
封面设计:	廖亚萍
责任校对:	李 弋
责任监印:	周治超

出版发行:华中科技大学出版社(中国·武汉)　　电话:(027)81321913
　　　　　武汉市东湖新技术开发区华工科技园　　邮编:430223
录　　排:华中科技大学惠友文印中心
印　　刷:武汉市洪林印务有限公司
开　　本:787mm×1092mm　1/16
印　　张:9.75
字　　数:206 千字
版　　次:2025 年 1 月第 1 版第 1 次印刷
定　　价:39.80 元

本书若有印装质量问题,请向出版社营销中心调换
全国免费服务热线:400-6679-118　竭诚为您服务
版权所有　侵权必究

网络增值服务

使用说明

欢迎使用华中科技大学出版社教学资源服务网 bookcenter.hustp.com/index.html

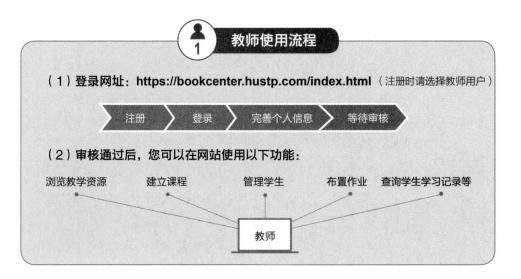

1 教师使用流程

（1）登录网址：https://bookcenter.hustp.com/index.html （注册时请选择教师用户）

注册 → 登录 → 完善个人信息 → 等待审核

（2）审核通过后，您可以在网站使用以下功能：

浏览教学资源　建立课程　管理学生　布置作业　查询学生学习记录等

教师

2 学生使用流程

（建议学生在PC端完成注册、登录、完善个人信息的操作）

（1）PC端操作步骤

① 登录网址：https://bookcenter.hustp.com/index.html （注册时请选择普通用户）

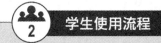

注册 → 完善个人信息 → 登录

② 查看课程资源：（如有学习码，请在个人中心-学习码验证中先验证，再进行操作）

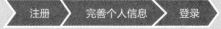

首页课程 → 课程详情页（选择课程）→ 查看课程资源

（2）手机端扫码操作步骤

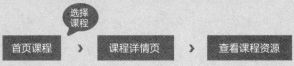

手机扫码 → 登录/注册 → 查看数字资源

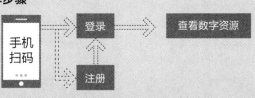

随着全球人口老龄化的不断加剧，老年照护已成为一个备受关注的社会问题。老年人是社会的宝贵财富，他们经历了岁月的洗礼，积累了丰富的智慧和经验。然而，随着年龄的增长，老年人的身体机能逐渐衰退，生活自理能力下降，需要更多的关爱和照护。因此，提升老年照护水平，掌握老年照护基本技术，对于保障老年人健康、提高其生活质量具有重要意义。

本教材的编写，旨在满足当前社会对老年照护专业人才的需求，为相关专业的学生、从业者以及有志于从事老年照护工作的人员提供一个全面、系统、实用的学习指南。本教材从老年人的生理、心理及社会特征出发，详细阐述了老年照护的基本原则、基本技术以及实践策略，旨在培养读者掌握扎实的专业知识和实践技能，使其能够胜任老年照护工作。

在内容编排上，本教材注重理论与实践的结合，既涵盖了老年照护的基础理论知识，如老年人的生理变化、心理需求、常见疾病及照护要点等；又详细介绍了老年照护的基本技术，如日常照护技巧、康复锻炼方法、心理健康照护等。通过案例导入、操作目的、操作程序、操作风险点及评价系数、操作评分标准等多种形式，使读者能够深入理解并掌握老年照护的核心技能，提升解决实际问题的能力。

此外，本教材还强调了人文关怀在老年照护中的重要性。我们深知，老年照护不仅仅是技术层面的操作，更是情感的传递和心灵的慰藉。因此，在培养读者专业技能的同时，我们也注重培养其人文关怀精神，使其能够在照护过程中给予老年人更多的关爱、尊重和理解。

在未来的社会发展中，老年照护将越来越重要。我们期待本教材的出版能够为我国老年照护事业的发展贡献一份力量，培养出更多具备专业素养和人文关怀精神的老年照护人才，共同推动老年照护事业的持续进步和发展。

最后，感谢所有为本教材编写付出辛勤努力的专家和学者，以及支持和关心老年照护事业发展的社会各界人士。让我们携手共进，为构建和谐社会、实现健康老龄化的美好愿景而不懈努力！

编者

目录

项目一　饮食照护　/1
任务一　进食帮助　/1
任务二　进水帮助　/10
任务三　消化系统及鼻饲法基本知识、特殊进食帮助　/18

项目二　排泄护理　/31
任务一　如厕帮助　/31
任务二　便器使用帮助　/40
任务三　纸尿裤更换　/48

项目三　清洁照护　/56
任务一　口腔护理　/56
任务二　更换衣服　/65
任务三　压疮基本知识、压疮预防护理技术　/73
任务四　床上擦浴　/80

项目四　冷热应用　/89
任务一　热疗法基本知识和湿热敷　/89
任务二　体温测量　/96

项目五　转运照护　/104
任务一　助行器的使用　/104
任务二　轮椅转运　/118

项目六　急危应对　　　　　　　　　　　　　　　　　/128
任务一　呼吸道异物的应对　　　　　　　　　　　/128
任务二　手掌烫伤的应对　　　　　　　　　　　　/134

项目一

饮食照护

任务一　进食帮助

扫码看课件

营养是维持健康的基础,人体必须每天摄入一定量的食物,从中获得各种营养素以保证新陈代谢、生长发育和活动所需。合理、平衡的营养结构可满足机体对各种营养素和能量的需要,提升机体的免疫力和状态,预防、治疗某些疾病。营养结构不合理,导致某些营养素过多、过少或营养不当,都可能损害人体健康并影响某些疾病的发生与发展。当体内的营养储备严重不足时,人体会出现相应的病理性改变,继而发生临床上可见的营养缺乏症。反之,摄入过量营养可导致肥胖、心血管疾病、肿瘤等问题发生或因摄入某些营养素过量而发生中毒,有碍人体健康。因此,获取平衡合理的营养是维持人体健康与生存的重要条件。

案例导入

张爷爷,76岁,独居,患糖尿病20年,近期出现视物模糊的症状,生活基本不能自理,需要照护人员喂食。以前进食时,张爷爷发生过呛咳和被食物烫伤等,故照护人员喂食时,张爷爷会非常担心和紧张,害怕进食。

问题:按照照护计划,照护人员如何协助张爷爷进食?

【操作目的】

帮助无法自主进食的老年人进食以摄入必要的营养素及水。

【操作程序】

(一)评估

1. **评估环境**　环境是否清洁、整齐、明亮、舒适,适合进食。

扫码看视频

2. 评估老年人 了解其病情及吞咽反射情况。

3. 评估食物 食物种类、软硬度、温度等是否符合老年人的饮食习惯,向老年人说明进食时间和本次所进食物,询问其有无特殊要求。基本饮食分类和适用人群见表1-1。

表1-1 基本饮食分类和适用人群

名称	食物举例	适用人群
普通饮食	普通饭菜	不需要特殊饮食
软质饮食	软米饭、菜肉(切碎煮烂)	消化不良、咀嚼能力下降
半流质饮食	米糊、米粥、面条、馄饨、鸡蛋羹等	咀嚼能力差、吞咽困难
流质饮食	液体奶类、米汤、豆浆、果汁等	进食困难或采用鼻饲进食

(二)准备

1. 照护人员准备 服装整洁,七步洗手法洗手。

2. 老年人准备 询问老年人进食前是否需要排便,并根据需要协助其排便。协助老年人洗手,穿好围衣或围兜,并调整正确的进食体位。根据老年人的用餐便利程度准备好适宜的餐具,将餐食按照老年人的喜好分餐,端至餐桌上。

3. 用物准备

(1)治疗车上层:饮食卡、餐具、食物、餐巾(或毛巾)、餐巾纸、水杯(装有温水)、口腔清洁用品,根据需要准备轮椅、床上支架(或过床桌)、靠垫、枕头等(图1-1)。

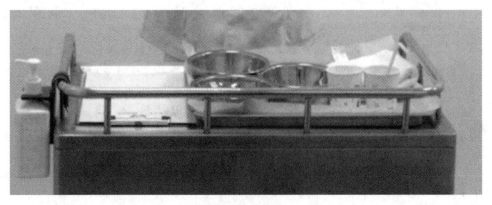

图1-1 用物准备

(2)治疗车下层:生活垃圾桶、医用垃圾桶。

(三)实施

1. 核对、解释 携用物至床旁,核对床号、姓名、腕带。向老年人解释操作目的及注意事项,进食或翻身时需要配合的动作,以取得其信任与配合。

2. 安置体位 根据老年人自理程度及病情取适宜体位(如轮椅坐位、床上坐位、半坐卧位、侧卧位),拉起床挡,使其面部侧向照护人员,将餐巾或毛巾垫在老年人颌下及胸前。

3. 测试温度 用前臂试食物温度(以不烫手为宜)。喂食前照护人员应向老年人介绍当天菜品,营造轻松的氛围,以促进老年人食欲。

4. 协助进食 将已经准备好的食物盛入餐具并摆放至餐桌上,鼓励有能力的老年人自行进食,嘱咐老年人细嚼慢咽,不要边进食、边说话,以免发生呛咳。

不能自行进食的老年人由照护人员喂食。以汤匙喂食时,每次喂食量为汤匙的 1/3 为宜,待老年人完全咽下后再喂食下一口,不宜过急。照护人员须与老年人保持同一高度,平行或者从下方喂食。给偏瘫老年人喂食时照护人员应坐在其健侧,将食物从健侧嘴角喂进口腔。喂食时需要将主食、菜肴交替喂进,并注意掌握喂食的速度,保证老年人有充足的时间咀嚼和吞咽,避免误咽。协助老年人进食过程中的其他特殊情况及其干预措施见表 1-2。

表 1-2 老年人进食过程中的异常情况及干预措施

异常情况	干预措施
吞咽困难	(1)在餐前进行可促进唾液分泌的动作或饮水 (2)判断老年人的进食体位是否不稳定或不正确,若是则及时调整 (3)每次进食以少量、小口进行
中途睡着	(1)尝试轻拍老年人的手或肩膀将其唤醒 (2)对听力有问题的老年人,尝试用冷汤匙触碰嘴唇将其唤醒
不愿进食	(1)询问老年人是否心情低落,若是则需了解原因,对其进行情绪安抚与疏导,尽量提供其爱吃的食物 (2)确认老年人是否有口腔炎症或蛀牙,准备其爱吃的食物,做成可以用手拿住的小饭团或三明治,留意食物的排列及配色 (3)询问老年人是否有腹胀或疼痛等不适,如有则应先解决相关问题
视觉障碍	将盛有食物的餐碗放在老年人面前,拉起老年人的手触碰餐碗,并将汤匙递到老年人手中,告知食物种类

5. 协助清理 协助老年人进食后漱口,并用毛巾擦干口周水渍。嘱咐老年人不能立即平卧,应保持进食体位 30 min 后再卧床休息。

6. 整理用物 撤去毛巾等用物,整理床单位,使用流动水清洁餐具并消毒。

7. 洗手、记录 洗手,记录老年人进食时间和食物种类等。

扫码看
思维导图

【操作注意事项】

(1)食物应温度适宜。温度过高易发生烫伤,温度过低易引起老年人胃部不适。

(2) 对于咀嚼或吞咽困难的老年人,可将食物打碎成糊状,再协助其进食。

(3) 老年人进食中发生呛咳、噎食等情况,应立即进行急救处理,并通知医护人员及老年人家属。

(4) 老年人进食后不宜立即平卧,以防止食物反流。

【操作风险点及评价系数】

序号	风险点描述	评价系数 α 值
1	操作前未评估,照护目的无法达成,存在安全隐患,发生安全事故	(1) 未评估(一项未评估,$\alpha=0.6$;两项未评估,$\alpha=0.3$;两项以上未评估,$\alpha=0.2$) (2) 未试温度、未协助老年人取适宜体位、喂食速度过快,$\alpha=0.2$ (3) 未拉起床挡(可能导致老年人坠床),$\alpha=0.2$ (4) 发生安全事故,$\alpha=0$
2	操作中部分流程或项目缺失,未保护老年人隐私	(1) 操作过程不流畅,$\alpha=0.3\sim0.4$ (2) 操作中部分流程或项目有缺漏,$\alpha=0.4$ (3) 老年人隐私未得到保护,$\alpha=0.3$ (4) 操作中部分流程不流畅,无缺项,$\alpha=0.5$
3	操作正确流畅,但无沟通	操作正确流畅,但无沟通,$\alpha=0.6$
4	操作正确流畅,过程中有一定的沟通	(1) 操作正确流畅,遵守照护礼仪,未出现沟通禁忌,但沟通方式较为生硬,$\alpha=0.7$ (2) 操作正确流畅,语言沟通自然,表现出认同和引导,$\alpha=0.8$
5	操作正确流畅,沟通自然,体现了良好的人文关怀	(1) 操作正确流畅,能够针对老年人的生理和心理特点进行自然的沟通,主动与老年人谈心,适时开展健康宣教,$\alpha=0.9$ (2) 操作正确流畅,沟通自然,展现了良好的人文关怀,如告知、保护隐私、认同、尊重、互动等,适时开展健康宣教,$\alpha=1.0$

【操作评分标准】

项目	操作标准	分值	扣分标准	配分	扣分	备注
素质要求 (2分)	(1) 考生仪表得体,表达清晰、自然大方	1	仪表不得体,表达不清晰、大方	1		
	(2) 考生准备:着装整洁,修剪指甲,符合工作岗位要求,七步洗手法洗手并温暖双手	1	着装不符合要求,未洗手	1		

续表

项目	操作标准	分值	扣分标准	配分	扣分	备注
评估及准备要求（8分）	(1)环境评估：环境应清洁、整齐、明亮、舒适，适合进食	2	未评估 少评估1项	2 1		
	(2)老年人评估：了解其病情及吞咽反射情况	2	未评估 少评估1项	2 1		
	(3)食物评估：食物种类、软硬度、温度应符合老年人的饮食习惯，向老年人说明进食时间和本次所进食物，询问其有无特殊要求	2	未评估 少评估1项	2 1		
	(4)用物准备： ①治疗车上层：饮食卡、餐具、食物、餐巾（或毛巾）、餐巾纸、水杯（带温水）、口腔清洁用品，根据需要准备轮椅、床上支架（或过床桌）、靠垫、枕头等 ②治疗车下层：生活垃圾桶、医用垃圾桶	2	未准备 每缺一项	2 1		
操作步骤（75分）	(1)考生服装整洁，七步洗手法洗手	4	服装不整洁 未洗手	1 3		
	(2)询问老年人进食前是否需要排便，并根据需要协助其排便，协助老年人洗手	3	未询问 未给老年人洗手	1 2		
	(3)向老年人解释操作目的、进食需要配合的动作等，取得老年人的配合	3	解释不全	3		
	(4)安置体位：根据老年人自理程度及病情取适宜体位（如轮椅坐位、床上坐位、半坐卧位、侧卧位），使其面部侧向照护人员，将餐巾或毛巾垫在老年人颌下及胸前	10	体位不舒适或不合理 未围餐巾或毛巾	5 5		
	(5)用前臂测试食物温度（以不烫手为宜）	10	未测试温度 方法错误	10 5		

续表

项目	操作标准	分值	扣分标准	配分	扣分	备注
操作步骤（75分）	(6)协助进餐：将已经准备好的食物盛入餐具并摆放至餐桌上，鼓励有能力的老年人自行进食，嘱咐老年人细嚼慢咽，不要边进食、边说话，以免发生呛咳	20	每缺一项	5		
	(7)不能自行进食的老年人由考生以汤匙喂食，每次喂食量为汤匙的1/3为宜，待老年人完全咽下后再喂食下一口，不宜过急	10	汤匙喂食量错误 喂食速度过快	5 5		
	(8)协助老年人进食后漱口，并用毛巾擦干口周水渍。嘱咐老年人不能立即平卧，应保持进食体位30 min后再卧床休息	5	未擦干水渍 未嘱咐保持体位	2 3		
	(9)撤去毛巾等用物，整理床单位，使用流动水清洁餐具，消毒，洗手	5	未整理床单位 未洗手	2 3		
	(10)记录老年人进食时间和食物种类等	5	未记录 记录不全	5 3		
综合评价（15分）	(1)注意保护老年人隐私及安全，做好职业防护；沟通自然有效、体现人文关怀	3	未注意保护老年人安全 人文关怀意识不强	2 1		
	(2)工作思维清晰，根据案例，照护措施全面正确	2	与案例脱节	2		
	(3)老年人对所给予的解释和护理表示理解和满意	3	老年人表示不理解和不满意	3		
	(4)操作规范、流畅、安全，达到预期照护目标	2	不符合规范	2		
	(5)具备安全风险意识，预防噎食等意外情况	5	有不当操作，造成风险	5		
总分						

抽签号：　　班级：　　学号：　　考生：　　α=　　考评员：　　日期：

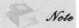

> 考证必练

一、A1/A2 型试题

1. 下列哪项属于流质饮食？（　　）
   A. 米粥　　　　　　　　B. 面条　　　　　　　　C. 馄饨
   D. 蛋羹　　　　　　　　E. 米汤

2. 软质饮食主要适用于（　　）。
   A. 牙齿有缺失、消化不良、低热、疾病恢复期的老年人
   B. 无咀嚼能力的老年人
   C. 进食困难的老年人
   D. 采用鼻胃管喂食的老年人
   E. 不能吞咽大块食物的老年人

3. 半流质饮食主要适用于（　　）。
   A. 牙齿有缺失、消化不良、低热、疾病恢复期的老年人
   B. 无咀嚼能力的老年人
   C. 进食困难或采用鼻胃管喂食的老年人
   D. 咀嚼能力较差和吞咽困难的老年人
   E. 不能吞咽大块食物的老年人

4. 以下对饮食种类的描述，正确的是（　　）。
   A. 软质饮食要以软烂为主，如软米饭、面条等
   B. 普通饮食无刺激性，纤维素含量少且营养丰富
   C. 流质饮食含有足够的热量及营养素，可以长期食用
   D. 普通饮食应切碎煮烂，容易咀嚼消化
   E. 流质饮食主要用于吞咽困难的老年人

5. 流质饮食主要适用于（　　）。
   A. 牙齿有缺失和消化不良的老年人
   B. 无咀嚼能力的老年人
   C. 进食困难或采用鼻胃管喂食的老年人
   D. 低热和疾病恢复期的老年人
   E. 不能吞咽大块食物的老年人

6. 以下对饮食的描述，不正确的是（　　）。
   A. 食物中含有的可被人体消化、吸收和利用的成分为营养素
   B. 食物能为人体生长发育、组织修复和维持生理功能提供必需的营养素和能量
   C. 糖类、蛋白质和脂肪均能产生热量，是人体的能量来源
   D. 蛋白质、维生素和脂肪被统称为热原质

思政课堂

E. 食物和水是维持生命的物质基础

7. 以下对老年人饮食结构的描述,不正确的是(　　)。

A. 应注意各类食物的合理搭配

B. 饮食结构不能多样化,以免增加老年人的胃肠负担

C. 可多食杂粮、豆类、鱼类等

D. 应粗细搭配,种类多样

E. 应保持营养素之间比例适宜

8. 以下不属于正确摆放进食体位的作用的是(　　)。

A. 增进食欲和食量　　　　　　B. 减少营养摄入

C. 避免呛咳、误吸、噎食等发生　　D. 提高机体免疫力　　E. 提高老年人的舒适度

9. 上肢功能较好的老年人最适合的进食体位是(　　)。

A. 半卧位　　B. 平卧位　　C. 坐位　　D. 侧卧位　　E. 站位

10. 下肢功能障碍的老年人应选择(　　)进食。

A. 轮椅坐位　　B. 床上坐位　　C. 半卧位　　D. 侧卧位　　E. 站位

11. 消化功能有障碍的老年人应选择(　　)进食。

A. 大块食物　　　　　　B. 粥、糊状食物　　　　C. 硬质食物

D. 高纤维食物　　　　　　E. 高脂肪食物

12. 老年人进食体位摆放要避免下列哪种体位?(　　)

A. 轮椅坐位　　B. 床上坐位　　C. 平卧位　　D. 侧卧位　　E. 站位

13. 病情危重的老年人可以选择以下哪种体位进食?(　　)

A. 轮椅坐位　　B. 床上坐位　　C. 半卧位　　D. 平卧位　　E. 站位

14. 取半卧位时,抬高床头的角度是(　　)。

A. 20°~30°　　B. 30°~50°　　C. 30°~45°　　D. 20°~45°　　E. 90°

15. 取侧卧位时,抬高床头的角度是(　　)。

A. 20°　　B. 30°　　C. 45°　　D. 50°　　E. 60°

16. 取卧位时一定要将老年人头偏向一侧,其目的不包括(　　)。

A. 防止呛咳　　　　　　B. 防止误吸、窒息　　　　C. 防止噎食

D. 促进食欲　　　　　　E. 防止窒息

17. 照护人员在照护老年人进食时,以下操作不正确的是(　　)。

A. 应用老年人的手触及碗壁感受并估计食物温度

B. 喂食时,每次喂食量为汤匙的1/3为宜,待老年人完全咽下后再喂食下一口

C. 嘱咐老年人进餐时要细嚼慢咽,不要边进食、边说话

D. 取轮椅坐位时,轮椅与床成30°夹角

E. 对于视力障碍但能自己进食的老年人,应协助其剔除鱼刺

18. 照护人员小罗在工作过程中,应根据老年人自理程度及病情采取适宜体位,以下体位不可以选择的是(　　)。

A. 轮椅坐位　　　　　　B. 床上坐位　　　　　　C. 半卧位
D. 侧卧位　　　　　　　E. 俯卧位

19. 照护人员小王在照护老年人进食时,安排错误的是(　　)。
   A. 进食速度宜慢,有利于食物的消化和吸收
   B. 进食的温度以温热不烫嘴为宜
   C. 总体原则是少食多餐,有利于消化吸收
   D. 一般午餐进食时间为11～12时
   E. 一般晚餐进食时间为18～20时

20. 王爷爷生活完全不能自理,照护人员小罗在协助其进食时,根据王爷爷的病情选择侧卧位进食,应抬高床头与床具水平面成(　　)夹角,照护人员双手分别扶住老年人的(　　)。
   A. 40°,肩部和髋部　　　B. 30°,肩部和髋部　　　C. 45°,肩部和腰部
   D. 30°,腰部和臀部　　　E. 45°,背部和腘窝

21. 张奶奶,70岁,生活能够自理,因子女均在上班,没时间陪伴和照顾老年人,其自行要求入住养老院,照护人员在照护张奶奶饮食的过程中,其注意的内容不包括(　　)。
   A. 宜粗不宜细,每日进食谷类200 g左右
   B. 蛋白质摄入宜精,原则上应量少质优
   C. 脂肪摄入宜少,尽量选用富含饱和脂肪酸的植物油
   D. 脂肪摄入不能过少,否则会影响脂溶性维生素的吸收
   E. 维生素和无机盐摄入应充足,老年人要多食用新鲜水果和绿叶蔬菜,减少盐的摄入

22. 照护人员在为老年人取半卧位进食时,一般将老年人床头摇起,抬高至与床具水平面成(　　)夹角。
   A. 20°～30°　　　　　　B. 30°～40°　　　　　　C. 30°～45°
   D. 40°～50°　　　　　　E. 30°～50°

23. 照护人员在协助老年人进食时,当老年人出现以下异常情况,其相应的处理方法不正确的是(　　)。
   A. 原有病情加重或突发其他意外时,应立即停止进食,并报告上级
   B. 老年人若自觉不适,应指导其不要立即平卧,休息片刻后再卧床
   C. 发生呛咳时,应立即停止喂食,轻拍背部,休息片刻
   D. 发生鱼刺误食时,应立即送往医院就诊
   E. 发生噎食时,照护人员应让老年人多喝水

二、A3/A4型题

(1～3题共用题干)
王爷爷,82岁,生活不能自理,咀嚼能力较差,患糖尿病26年,近期出现视物模糊的

症状,需要照护人员小李喂食。

1. 以下关于王爷爷的进食情况,描述正确的是(　　)。

A. 如果老年人要求自己进食,可按时钟平面图放置食物

B. 早餐进食时间一般为7～8时,午餐进食时间一般为11～12时

C. 让王爷爷用自己的手触及碗壁来估计食物温度

D. 嘱咐王爷爷进食鱼类时要注意鱼刺,自己慢慢剔除

E. 应在王爷爷进食后,多给予饮用鲜果汁,以补充维生素

2. 照护人员需要了解王爷爷的热能供给情况,为饮食调整提供参考,以下说法错误的是(　　)。

A. 可通过观察体重变化来衡量

B. 体重在标准值±5%内,说明热能供给合适

C. 体重比标准值高10%以上,说明热能供给过量

D. 体重比标准值低10%以上,说明热能供给不足

E. 体重在标准值±10%内,说明热能供给合适

3. 照护人员为王爷爷准备饮食,应选用(　　)。

A. 流质饮食　　　　　B. 半流质饮食　　　　　C. 普通饮食

D. 软质饮食　　　　　E. 硬质饮食

答案:

一、1. E　2. A　3. D　4. A　5. C　6. D　7. B　8. B　9. C　10. B　11. B　12. C　13. C　14. C　15. B　16. D　17. A　18. E　19. E　20. B　21. C　22. C　23. E

二、1. A　2. E　3. B

任务二　进水帮助

扫码看课件

水是生命之源,是维持人体正常生理活动的重要物质,一般成年人体内的水分总量占体重的60%～70%。随着年龄增长,人体内水分逐渐减少,一般成年男性体内的含水量约为60%,成年女性体内的含水量约为55%,老年人体内的含水量约为50%。人体内水的主要来源包括饮水、进食和体内代谢生成,主要通过泌尿系统(尿液)、皮肤(汗液)、呼吸系统和消化系统(粪便)排出体外。老年人如果体内缺水,不仅会感到口渴,机体的正常新陈代谢和有害物质排出还可能会受到影响,从而出现头晕、发热等症状,甚至发生心律失常、心肌梗死、脑梗死等。如果人体失去10%的水,生理功能会受到严重影响,如果失去20%的水,便可能危及生命。因此,老年人在生活中必须

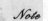

按时补充水分,少量多次进水,以帮助身体代谢,减缓疾病发生。

案例导入

李奶奶,80岁,退休工人,因脑梗死后遗症长期卧床,患有糖尿病、高血压。现吞咽困难,进水呛咳,洼田饮水试验评估等级3级。最近胃口差,大便干燥,皮肤缺水,需照护人员帮助进水。

洼田饮水试验评估共分为5级:1级,5 s内能顺利将30 mL水1次咽下,无呛咳;2级,5 s内能顺利将30 mL水分2次或2次以上咽下,无呛咳;3级,大于5 s将30 mL水1次咽下,有呛咳;4级,大于5 s将30 mL水分2次或2次以上咽下,有呛咳;5级,大于5 s不能将30 mL水全部咽下,频繁呛咳。

问题:按照照护计划,照护人员如何协助李奶奶进水?

【操作目的】

老年人进水的目的是加快新陈代谢,促进血液循环,预防疾病。老年人按时按量进水可以及时补充体内水分,起到预防便秘、消化不良,稳定情绪等作用。通过帮助老年人进水,评估老年人的呛咳程度、吞咽功能等情况,以获得病情变化的信息,为进一步诊治提供依据。

【操作程序】

(一)评估

评估老年人的年龄、病情、意识状态、心理合作程度、自理能力,有无口唇干裂、牙齿松动、佩戴义齿、吞咽障碍、呛咳等问题。

(二)准备

1. 照护人员准备 仪表端庄,着装整洁;修剪指甲,七步洗手法洗手,戴医用外科口罩。

2. 环境准备 环境清洁、宽敞,光线明亮。

3. 用物准备

(1)治疗车上层:装有1/3~1/2温开水的水杯或小水壶(根据季节变化,水温可以适当调整,例如夏季天气炎热,水温可以适当调低。温度测试以手腕内侧触感为准,触

扫码看视频

及杯壁不烫手即可,不宜过冷或过热)、老年人常用吸管、汤匙及小毛巾(图1-2)。

(2) 治疗车下层:生活垃圾桶、医用垃圾桶。

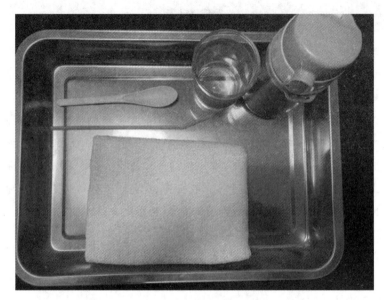

图 1-2 用物准备

(三) 实施

1. 核对、解释 携用物至床旁,核对床号、姓名、腕带,向老年人解释操作目的、操作要点,取得其信任与配合。

2. 安置体位 根据老年人病情,协助老年人取坐位、半坐卧位或侧卧位(头偏向照护人员一侧),拉起床挡,照护人员在帮助老年人进水时应站在其健侧,铺小毛巾于老年人颌下。

3. 测试水温 用手腕内侧测试水温,以不烫手为宜。

4. 协助进水

(1) 老年人可以自主饮水:鼓励老年人用水杯或吸管自行饮水,饮水时身体应坐直或稍微向前倾,饮水时要小口咽下,避免呛咳。若饮水过程中出现呛咳,应停止进水,休息片刻待老年人恢复平静后继续饮水。

(2) 老年人无法自主饮水:照护人员喂水时可使用吸管(尽量使用可弯曲的吸管,吸管不宜过粗)或汤匙。用汤匙喂水时,水不宜太满,盛装汤匙的1/3~1/2(大匙约1/3,小匙约1/2)为宜,待老年人咽下后再喂下一口,不能过急、过快。

5. 整理用物 撤去水杯或水壶和小毛巾,擦干老年人口周水渍,协助老年人取舒适体位休息,用流水清洗水杯或水壶,晾干备用,整理床单位,询问老年人感受,感谢其配合。

6. 洗手、记录 记录老年人饮水时间、饮水量以及饮水情况并签字。

【操作注意事项】

（1）应将水晾至合适温度后再将水杯或水壶递交至老年人手中或者喂水，以免发生烫伤。

（2）老年人进水后应保持体位 30 min 再躺下休息，防止反流发生呛咳或误吸。

（3）照护不能自理的老年人每日要定时、定量喂水，白天喂水频率应不低于每 2 小时 1 次。呛咳厉害的老年人在饮水时可适当使用增稠剂，以缓解呛咳。

【操作风险点及评价系数】

序号	风险点描述	评价系数 α 值
1	未评估老年人年龄、病情、意识状态、呛咳情况、心理合作程度、自理能力或评估不全	未评估（一项未评估，$\alpha=0.6$；两项未评估，$\alpha=0.3$；两项以上未评估，$\alpha=0.2$）
2	操作中存在安全隐患	（1）未拉起床挡，$\alpha=0.2$ （2）老年人误吸，$\alpha=0$
3	操作流程出现错误	（1）未按七步洗手法洗手、未携带执行单、未测水温，$\alpha=0.4$ （2）操作不流畅或流程缺失，$\alpha=0.3\sim0.4$
4	操作过程中存在沟通不当	（1）沟通较为生硬，$\alpha=0.7$ （2）全程无沟通，$\alpha=0.5$
5	操作中未体现良好的人文关怀	（1）人文关怀较为生硬，$\alpha=0.7$ （2）全程未体现人文关怀，$\alpha=0.5$
6	健康宣教不当	（1）健康宣教不全，$\alpha=0.9$ （2）全程无健康宣教，$\alpha=0.5$

【操作评分标准】

项目	操作标准	分值	扣分标准	配分	扣分	备注
素质要求（2分）	（1）考生仪表得体，表达清晰、自然大方	1	仪表不得体，表达不清晰、大方	1		
	（2）考生准备：着装整洁，修剪指甲，七步洗手法洗手，符合工作岗位要求	1	着装不符合要求、未洗手	1		

续表

项目	操作标准	分值	扣分标准	配分	扣分	备注
评估及准备要求（10分）	（1）环境评估：环境应清洁、宽敞，光线充足	1	未评估	1		
	（2）老年人评估： ①核对老年人信息（床号、姓名、腕带） ②评估老年人年龄、病情、意识状态、心理合作程度、自理能力 ③评估老年人有无呛咳	3	未评估 少评估一项	3 1		
	（3）用物准备： ①治疗车上层：装有1/3~1/2温开水（水温不宜太热，手腕内侧触及杯壁不烫手即可）的水杯或小水壶，老年人常用吸管或汤匙，小毛巾 ②治疗车下层：生活垃圾桶、医用垃圾桶	6	未准备 每缺一项	6 1		
操作步骤（73分）	（1）七步洗手法洗手、戴医用外科口罩	5	有一处不符合要求	5		
	（2）协助老年人取坐位、半坐卧位或侧卧位，头偏向照护人员一侧，铺小毛巾于老年人颌下	10	未协助老年人处于合适体位 未将老年人头偏向照护人员一侧 未铺小毛巾	4 3 3		
	（3）用手腕内侧测试水温，以不烫手为宜	10	未测水温 水温测量方法不正确	5 5		
	*（4）协助进水（老年人可以自主饮水）： ①鼓励老年人手持水杯或借助吸管自行饮水 ②嘱咐老年人饮水时身体应坐直或稍微向前倾 ③嘱咐老年人小口饮水，以免呛咳 ④老年人出现呛咳后应休息片刻再饮水	32	未鼓励老年人 老年人身体未坐直或前倾 未嘱咐老年人小口饮水 呛咳后未休息	8 8 8 8		

续表

项目	操作标准	分值	扣分标准	配分	扣分	备注
操作步骤 (73分)	*(4)协助进水(老年人无法自主饮水): ①喂水时使用吸管或者汤匙 ②用汤匙喂水时,水盛装汤匙的1/3~1/2,不宜过满 ③喂水时速度不能过快,待老年人咽下后再喂下一口 ④时刻关注老年人状态,出现呛咳后应休息片刻再喂水	32	喂水方法不正确 汤匙水盛装过满 喂水速度太快 呛咳后未休息	8 8 8 8		
	(5)撤去小毛巾,擦干老年人口周水渍;协助老年人取舒适体位休息,整理床单位,清理用物,询问老年人感受,感谢其配合	10	未撤小毛巾 未协助老年人取舒适体位 未整理床单位 未清理用物 未询问老年人感受	2 2 2 2 2		
	(6)洗手、记录	6	未洗手、记录 记录不全	6 3		
综合评价 (15分)	(1)注意保护老年人安全,做好职业防护;沟通自然有效,充分体现人文关怀	3	未注意保护老年人安全或做好职业防护 人文关怀意识不强	2 1		
	(2)工作思维清晰,根据案例,照护措施全面正确	2	与案例脱节	2		
	(3)操作后评估老年人进水过程中是否发生呛咳,是否感觉舒适,有无其他需求,沟通是否有效	3	未评估 少评估一项	3 1		
	(4)用后物品处置符合消毒技术规范	2	不符合规范	2		
	(5)具备安全风险意识	2	不当操作,造成风险,视情节扣分	2		

续表

项目	操作标准	分值	扣分标准	配分	扣分	备注
综合评价（15分）	（6）操作流畅，全过程稳、准、轻、快、美观，符合操作原则；全程用时 10 min，其中准备用物 2 min，操作流程 8 min	3	操作顺序颠倒、重复 1 次或物品掉地一件	1		
			喂水操作不符合要求	1		
			时间每超过 30 s	1		
总分						

﹡选择其中一项操作进行考评

抽签号： 班级： 学号： 考生： α= 考评员： 日期：

> 考证必练

一、A1/A2 型题

1. 老年人的每日平均补水总量以（　　）为宜。
   A. 1100 mL　　　　B. 1200 mL　　　　C. 1300 mL
   D. 1400 mL　　　　E. 1500 mL

2. 以下哪项不属于白开水的作用？（　　）
   A. 稀释血液，降低血液黏稠度　　B. 稳定情绪
   C. 促进血液循环　　　　　　　　D. 预防心血管疾病
   E. 治疗血栓类疾病

3. 人体水分排出的主要途径是（　　）。
   A. 眼泪、大小便　　B. 呼吸道、汗液　　C. 呼吸道、眼泪
   D. 唾液、汗液　　　E. 大小便、唾液

4. 以下对老年人进水情况的描述，错误的是（　　）。
   A. 体内水分的主要来源是饮水
   B. 白开水可以稀释血液，降低血液黏稠度，促进血液循环
   C. 豆浆可以增加人体对糖的吸收
   D. 酸奶可以促进胃液分泌、增强消化功能
   E. 饮用适量果汁有助于消化和润肠

5. 张奶奶，80 岁，脑梗死后遗症，生活完全不能自理，照护人员小张在协助其进水时，以下操作中不正确的是（　　）。
   A. 每次要加大饮水量，减少老年人的饮水次数
   B. 饮水过程中，老年人若出现呛咳，应停止饮水，休息片刻待平静后再继续饮水
   C. 老年人在饮水中若发生误吸并伴有呼吸困难时，应立即停止饮水并上报

D. 每日要做到分次定时喂水

E. 用手腕内侧测水温,以不烫手为宜

6. 李爷爷,80岁,生活基本自理,照护人员小王向其家属交代注意事项,以下描述错误的是(　　)。

A. 李爷爷可以手持水杯或借助吸管自行饮水

B. 李爷爷饮水时身体应坐直或稍前倾

C. 李爷爷应小口饮水,饮水过程不宜过快,以免发生呛咳

D. 李爷爷饮水后应立即平卧

E. 李爷爷饮水时应注意测试水温,不宜过凉或过热

7. 关于老年人饮水,以下描述不正确的是(　　)。

A. 老年人的每日饮水总量为 1500～2000 mL

B. 老年人饮水的温度以不烫手为宜

C. 老年人白天应该定时定量饮水,以摄取足够的水分

D. 晚上 7 点后老年人应控制饮水

E. 老年人应减少饮用咖啡和浓茶

8. 老年人应该常喝哪种饮品?(　　)

A. 白开水　　　　　　B. 糖水　　　　　　C. 豆浆

D. 牛奶　　　　　　　E. 咖啡

9. 照护人员用汤匙为不能自行饮水的老年人喂水时,温开水应盛装汤匙的(　　)。

A. 1/3～1/2　　　　　B. 1/4～1/3　　　　　C. 2/3

D. 2/5　　　　　　　　E. 1/4～1/2

二、A3/A4 型题

(1～3 题共用题干)

张爷爷,78岁,有中风史,患有高血压、高血脂。现意识清醒,生命体征平稳,右侧肢体活动不便,左侧肢体正常,需照护人员帮助其进食、进水。

1. 照护人员给张爷爷进水过程中表述不正确的是(　　)。

A. 老年人进水速度要慢,以免发生呛咳

B. 进水时汤匙如果比较大,应盛装汤匙的1/2

C. 进水时要测量水温,用手腕内侧测量,以不烫手为宜

D. 每日要为张爷爷分次定时喂水

E. 喂水前要评估张爷爷的吞咽功能

2. 以下对照护人员给张爷爷喂水方法表述正确的是(　　)。

A. 照护人员站在张爷爷健侧肢体一侧

B. 照护人员站在张爷爷患侧肢体一侧

C. 喂水过程中照护人员可以用水杯直接喂水

D. 喂水时照护人员要一边喂水一边询问张爷爷,要其快速回答进水感受

E. 用汤匙喂水,若汤匙太小,应盛满汤匙,以免浪费时间

3. 照护人员给张爷爷喂水时,最好在几点以后不要继续进水?( )

A. 中午 12 点　　　　　B. 下午 2 点　　　　　C. 下午 4 点

D. 晚上 7 点　　　　　E. 早上一次性饮水充足

答案:

一、1.E　2.E　3.B　4.C　5.A　6.D　7.A　8.A　9.A

二、1.B　2.A　3.D

任务三　消化系统及鼻饲法基本知识、特殊进食帮助

扫码看课件

饮食与营养是维持生命活动的基本需要和恢复、保持、促进健康的重要手段。随着老年人年龄的增加,身体各项机能会出现退行性改变,生活自理能力降低,饮食照护逐渐成为老年人的重要需求。老年人常患有各种慢性病,对某些种类的食物和营养素摄入有较为严格的要求;此外由于吞咽咀嚼功能减退,或由于疾病不能经口进食,因此需要照护人员提供治疗饮食和特殊进食(如鼻饲进食)护理。鼻饲可以为不能经口进食的老年人提供食物、水分和药物,以满足机体营养和治疗需要,促进老年人健康。

【知识点】

(一)消化系统基本知识

消化系统由消化管和消化腺两部分组成。消化管是一条起自口腔延续为咽、食道、胃、小肠、大肠,终于肛门的肌性管道,其中涉及的器官包括口腔、咽、食管、胃、小肠(十二指肠、空肠、回肠)及大肠(盲肠、结肠、直肠)。消化腺分为小消化腺和大消化腺两种,小消化腺散在分布于消化管各部的管壁内,大消化腺包括三对唾液腺(腮腺、下颌下腺、舌下腺)、肝脏和胰腺,作用方式均为借助导管将分泌物排入消化管内。消化系统解剖结构及生理功能见表 1-3 和表 1-4。

表 1-3　消化系统解剖结构

名称	解剖结构
口腔	口腔为消化管的开始部,口腔前壁为口唇,侧壁为颊,上壁为腭,下壁为口腔底。口腔向前以口裂通体外,向后经咽峡通咽

续表

名称	解剖结构
咽	咽是消化管上端扩大的部分,呈上宽下窄、前后扁平的漏斗状,上端起于颅底,下端约在第6颈椎下缘或环状软骨的高度处连于食管
食管	食管是一条长管状的器官,为消化管最狭窄的部分,其长度通常与躯干长短成正比,成年男性约为25 cm,成年女性约为23 cm,新生儿食管长度为8~10 cm,食管的前后径自上而下逐渐增宽,左右径各处不一,在起始处和穿膈处管径最窄,约1.3 cm,在胸段中下交界处最宽,约2.2 cm
胃	胃是消化管介于食管末端与十二指肠之间的部分,为消化管最宽大处,具有容纳和消化食物的作用,成年人的胃容积约为1500 mL
小肠	小肠是消化管中最长的一段迂曲管道,成年人小肠全长5~7 m,起于胃幽门,盘绕在腹腔中央及下腹区,其末端在右髂窝处连于盲肠,小肠是消化系统的重要组成部分
大肠	大肠是盲肠到肛门之间的粗大肠管,通常围绕在小肠的周围,全长约1.5 m
肝脏	肝脏是人体内最大的腺体,具有分泌胆汁、合成和分解储存糖原、解毒、吞噬、免疫等重要功能
胆	胆多指胆道系统,由胆囊和各级胆管组成,胆管是向十二指肠内排泄胆汁的特殊管道结构,由肝内胆管及肝外胆管两部分组成
胰腺	胰腺是消化系统中重要的大消化腺,它由外分泌和内分泌两部分组成,分别能够分泌胰液和胰岛素,胰液是外分泌部分的分泌液,每日分泌量为750~1500 mL

表1-4 消化系统生理功能

名称	生理功能
口腔、咽	咀嚼、搅拌、感受味觉、吞咽、发音
食管	最重要的生理功能是通过食管的蠕动将食物由口腔传送至胃部,食物由口腔送入食管后,食管肌肉交替进行舒张与收缩,呈波浪式蠕动,从而将食物送入胃中。食物在食管中一般不会被消化和吸收
胃	具有储纳、分泌、消化、转运等多种生理功能。胃可以容纳和暂时储存吃进去的食物,由于胃壁具有很好的顺应性,其容积可随进食量的增加而增大;胃的另一重要生理功能是分泌胃液,胃液能够对食物进行化学性消化,其中的胃酸还可以杀灭食物中的部分病菌

续表

名称	生理功能
小肠	对食物进行消化和吸收的重要场所,可分泌消化酶,在胰腺和肝胆的配合下对营养物质进行消化和吸收。此外还可以分泌激素和发挥免疫效应
大肠	吸收水分、电解质及小肠未吸收的少量营养物质,并形成和排出粪便
肝脏	具有分泌胆汁、调节血糖、参与物质代谢、解毒及免疫调节功能
胆	储存、浓缩、排泄胆汁
胰腺	分泌胰液和胰岛素,胰液可分解蛋白质、糖类和脂肪,帮助消化

(二) 鼻饲法基本知识

鼻饲法是指对不能经口进食者,将胃管自一侧鼻腔插入胃内,灌入流质饮食、水和药物的方法。其目的是为昏迷、不能经口和张口的患者提供食物、水和药物,以满足营养和治疗的需要。由护士给予鼻胃管插入,照护人员进行管喂饮食。

根据老年人的消化能力和营养需要,鼻饲饮食种类可分为混合奶、匀浆混合奶和要素饮食三类(表1-5)。

表1-5 常用鼻饲饮食种类及特点

名称	适用对象	主要成分	主要特点
混合奶	身体虚弱,消化功能差的老年人	牛奶、豆浆、鸡蛋、藕粉、米粉、豆粉、浓肉汤、鸡汤、奶粉、新鲜果汁、菜汁(如青菜汁、西红柿汁)等	营养丰富,易消化吸收
匀浆混合奶	消化功能好的老年人	牛奶、豆浆、豆腐、煮鸡蛋、瘦肉沫、熟肝、煮蔬菜、煮水果、烂饭、稠粥、去皮馒头、植物油、白糖和盐等	营养平衡,富含膳食纤维,易消化,配置方便
要素饮食	患有非感染性严重腹泻、消化吸收不良、慢性消耗性疾病的老年人	游离氨基酸、单糖、主要脂肪酸、维生素、无机盐类和微量元素等	无须经过消化过程即可直接被肠道吸收和利用,为人体提供热量及营养

(三) 治疗饮食基本知识

治疗饮食是在基本饮食的基础上,根据病情需要,适当调整总热量和某些营养素以达到治疗目的的饮食。老年人特殊饮食可满足其在疾病期间的营养需要,分为以下几种(表1-6)。

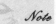

表1-6 治疗饮食种类及特点

名称	特点	适用对象
高热量饮食	在两餐之间提供含有热量的饮料或点心,如牛奶、豆浆、鸡蛋等。半流质或流质饮食者,可加浓缩食品,如奶油、巧克力等。每日供给总热量为3000千卡左右	患有甲状腺功能亢进、高热、胆道疾病的老年人
高蛋白饮食	在基本饮食基础上增加富含蛋白质的食物,如肉类、鱼类、蛋类、乳类、豆类等,蛋白质供应量为每日每公斤体重2 g,但总量不超过120 g,总热量为2500~3000千卡	患有慢性消耗性疾病、严重贫血、肾病综合征或处于癌症晚期的老年人
低蛋白饮食	每日饮食中的蛋白质不超过40 g,应多补充蔬菜和含糖量高的食物,以维持正常热量	需限制蛋白质摄入的老年人,如急性肾炎、尿毒症、肝性昏迷患者
高纤维素饮食	选择含纤维素多的食物,如芹菜、韭菜、新鲜水果、粗粮、豆类等	患有便秘、肥胖症、高脂血症、糖尿病、心血管疾病的老年人
低纤维素(少渣)饮食	选择含纤维素少且少油的食物,忌纤维多的蔬菜、水果,应吃菜泥、果汁等,忌油煎食物	患有腹泻的老年人
低盐饮食	每日可用食盐不超过2 g(含钠0.8 g),但不包括食物内自然存在的氯化钠	患有心脏病、肾脏疾病(急、慢性肾炎)、肝硬化(有腹水)、重度高血压但水肿较轻的老年人
低脂肪饮食	少用油,禁用肥肉、蛋黄、动物脑等食材。患有高脂血症及动脉硬化的老年人不限制植物油(椰子油除外),每日脂肪摄入量不超过40 g	患有肝胆疾病、高脂血症、动脉硬化、肥胖及腹泻的老年人
低胆固醇饮食	每日饮食中的胆固醇含量在300 mg以下,少食用动物内脏、饱和脂肪、蛋黄、鱼子等	患有动脉硬化、高胆固醇症、冠心病的老年人

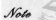

续表

名称	特点	适用对象
无盐、低钠饮食	无盐饮食,即除食物内自然含钠量外,不再另放食盐烹调的饮食;低钠饮食,除无盐外还须控制所摄入食物中自然存在的钠量(每日应控制在 0.5 g 以下),禁食腌制类食品与含钠的食物和药物,如发酵粉(油条、挂面)、汽水(含小苏打)和碳酸氢钠类药物等	患有心脏病、肾脏疾病(急、慢性肾炎)、肝硬化(有腹水)、重度高血压等的老年人

案例导入

李爷爷,78 岁。4 年前因脑梗死,长期处于卧床状态,生活完全不能自理,不能自主吞咽,需要照护人员将食物、药物粉碎调制成流质状,经鼻胃管帮助进食、进饮、进药。医生开出医嘱:鼻饲营养液 200 mL,tid。

问题:按照照护计划,照护人员如何通过鼻胃管帮助李爷爷进行特殊进食护理?

【操作目的】

特殊进食护理的目的是对不能经口进食的老年人,从鼻胃管灌入流质食物,保证其摄入足够的营养、水分和药物,以利早日康复。在鼻饲的过程中,通过评估老年人有无腹泻、便秘等情况,可获得病情变化的信息,为进一步诊治提供依据。

【操作程序】

(一)评估

评估老年人的年龄、病情、意识状态、心理合作程度、自理能力、身体状况等;了解鼻饲饮食种类,之前鼻饲饮食时有无腹泻、便秘等不适情况;询问老年人进食前是否需要排便,并根据需要协助其排便;戴眼镜或义齿则需取下,妥善放置。

(二)准备

1. 照护人员准备 仪表端庄,着装整洁;修剪指甲,七步洗手法洗手,戴医用外科口罩。

扫码看视频

2. 环境准备　环境清洁、安静、舒适、安全,光线明亮,无异味。

3. 用物准备

(1) 治疗车上层:治疗盘内备灌注器(或 50 mL 注射器)、鼻饲液 200 mL、水杯(内盛 100 mL 温开水)、别针、皮筋、纱布、弯盘、垫枕、治疗巾、记录单、笔;治疗盘外备手消毒液(图 1-3)。

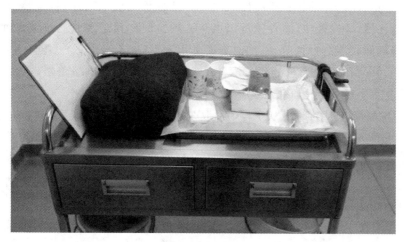

图 1-3　用物准备

(2) 治疗车下层:生活垃圾桶、医用垃圾桶。

(三) 实施

1. 核对、解释　携用物至床旁,核对床号、姓名、腕带,向老年人解释操作目的、操作要点,取得其信任与配合。

2. 安置体位　根据老年人身体情况,对于需要长期鼻饲的老年人,协助其摆放舒适的体位,每日晨、晚间应做口腔护理,保持口腔清洁,随时清理鼻腔,保持通畅。对于上半身功能较好的老年人,照护人员应协助其采用坐位或半坐位;对于只能平卧的老年人,照护人员应将床头摇高或使用软枕垫起,使之与床水平线成 30°夹角。铺治疗巾于老年人颌下,弯盘置于口角旁,拉起床挡。

3. 检查鼻胃管

(1) 检查鼻胃管是否固定完好,插入长度是否与鼻胃管标记的长度一致,若发现有管路滑脱,应立即通知医护人员处理。

(2) 检查鼻胃管是否在胃内,打开鼻胃管末端盖帽,将灌注器与鼻胃管末端连接并进行抽吸,有胃液或胃内容物被抽出则表明鼻胃管在胃内。推回胃液或胃内容物,盖好鼻胃管末端盖帽。

4. 测温　测试鼻饲液的温度,鼻饲液的温度一般为 38~40 ℃,不可过高或过低,照护人员可将少量鼻饲液滴在自己手腕内侧,以感觉温热、不烫手为宜。

5. 进行鼻饲

(1) 润滑鼻胃管:用灌注器从水杯中抽取 20 mL 温开水,打开鼻胃管末端盖帽,将灌注器连接鼻胃管末端并向老年人胃内缓慢灌注,以确定鼻胃管是否通畅,同时可以润滑鼻胃管、刺激老年人胃液分泌。盖好鼻胃管末端盖帽。

(2) 灌注鼻饲液:每次鼻饲量不超过 200 mL,推注时间以 15~20 min 为宜,速度为 10~13 mL/min,两次鼻饲间隔时间大于 2 h。抽吸鼻饲液 50 mL,打开鼻胃管末端盖帽并连接灌注器,缓慢推注,灌食速度以老年人喂食时的反应及食物的浓度而定,一般可抬高或降低灌注器进行调节,并随时观察老年人反应,若出现恶心、呕吐等不适,应立即停止鼻饲,并通知医护人员处理。灌注后立即盖好鼻胃管末端盖帽,再次抽吸鼻饲液,同法重复直至鼻饲液全部推注完毕。

(3) 冲洗鼻胃管:用灌注器从水杯中抽取 30~50 mL 温开水,打开鼻胃管末端盖帽,连接灌注器缓慢注入,以冲净鼻胃管内壁食物残渣,防止其堵塞鼻胃管,盖好鼻胃管末端盖帽。

6. 固定 将鼻胃管末端反折后,用干净的纱布包裹并用皮筋、别针妥善固定。

7. 安置体位 嘱咐老年人保持坐位或半坐位 30 min 后再卧床休息,有利于食物的消化与吸收,防止食物反流。

8. 整理用物 撤去弯盘和治疗巾,整理床单位,将灌注器在流动水下清洗干净后备用,灌注器更换频率为每周 1 次。

9. 洗手、记录 记录鼻饲时间和鼻饲量,重点观察老年人鼻饲后有无腹泻、便秘等不适症状。

扫码看
思维导图

【操作注意事项】

(1) 鼻饲液应温度适宜。温度过高易发生烫伤;温度过低易引起老年人胃部不适。

(2) 老年人鼻饲后不宜立即平卧,以防止食物反流。

【操作风险点及评价系数】

序号	风险点描述	评价系数α值
1	操作前未评估,照护目的无法达成,存在安全隐患,发生安全事故	(1) 未评估(一项未评估,α=0.6;两项未评估,α=0.3;两项以上未评估,α=0.2) (2) 未试温度、未协助老年人取适宜体位、喂食速度过快,α=0.2 (3) 未拉起床挡(可能导致老年人坠床),α=0.2 (4) 发生安全事故,α=0
2	操作中部分流程或项目缺失,未保护老年人隐私	(1) 操作过程不流畅,α=0.3~0.4 (2) 操作中部分流程或项目有缺漏,α=0.4 (3) 老年人隐私未得到保护,α=0.3 (4) 操作中部分流程不流畅,无缺项,α=0.5

续表

序号	风险点描述	评价系数α值
3	操作正确流畅,但无沟通	操作正确流畅,但无沟通,α=0.6
4	操作正确流畅,过程中有一定的沟通	(1)操作正确流畅,遵守照护礼仪,未出现沟通禁忌,但沟通方式较为生硬,α=0.7 (2)操作正确流畅,语言沟通自然,表现出认同和引导,α=0.8
5	操作正确流畅,沟通自然,体现了良好的人文关怀	(1)操作正确流畅,能够针对老年人的生理和心理特点进行自然的沟通,主动与老年人谈心,适时开展健康宣教,α=0.9 (2)操作正确流畅,沟通自然,展现了良好的人文关怀,如告知、保护隐私、认同、尊重、互动等,适时开展健康宣教,α=1.0

【操作评分标准】

项目	操作标准	分值	扣分标准	配分	扣分	备注
素质要求 (2分)	(1)考生仪表得体,表达清晰、自然大方	1	仪表不得体,表达不清晰、大方	1		
	(2)考生准备:着装整洁,修剪指甲,七步洗手法洗手,符合工作岗位要求	1	着装不符合要求、未洗手	1		
评估及 准备要求 (9分)	(1)环境评估:环境应清洁、宽敞,光线充足	1	未评估	1		
	(2)老年人评估: ①核对老年人信息(床号、姓名、腕带) ②评估老年人年龄、病情、意识状态、心理合作程度、自理能力 ③了解鼻饲饮食种类,之前鼻饲饮食时有无腹泻、便秘等不适情况 ④询问老年人进食前是否需要排便,并根据需要协助其排便;戴眼镜或义齿则需取下,妥善放置	4	未评估 少评估一项	4 1		

25

续表

项目	操作标准	分值	扣分标准	配分	扣分	备注
评估及准备要求（9分）	（3）用物准备： ①治疗车上层：治疗盘内备灌注器（或50 mL注射器）、鼻饲液200 mL、水杯（内盛100 mL温开水）、别针、皮筋、纱布、弯盘、垫枕、治疗巾、记录单、笔；治疗盘外备手消毒液 ②治疗车下层：生活垃圾桶、医用垃圾桶	4	未准备 每缺一项	4 1		
操作步骤（74分）	（1）七步洗手法洗手、戴医用外科口罩	2	有一处不符合要求	1		
	（2）向老年人解释操作目的、鼻饲时需要配合的动作等，取得老年人的配合	3	解释不全酌情扣分	3		
	（3）安置体位，对于上半身功能较好的老年人，应协助其采用坐位或半坐位；对于只能平卧的老年人，应将床头摇高或使用软枕垫起，使之与床水平线成30°夹角，铺治疗巾于老年人颌下，弯盘置于口角旁	4	未协助老年人取合适体位 未铺治疗巾 未放置弯盘	2 1 1		
	（4）检查鼻胃管： ①检查是否固定完好，插入长度是否与鼻胃管标记一致 ②检查鼻胃管是否在胃内，打开盖帽，用灌注器抽吸胃液，有胃液表示在胃内，推回胃液，盖好盖帽	15	未检查鼻胃管标记 未抽吸胃液 未推回胃液	3 10 2		
	（5）测试鼻饲液温度，将少量鼻饲液滴在自己手腕内侧，以感觉温热、不烫手为宜	10	未测温 方法不妥	10 5		
	（6）进行鼻饲： ①润滑鼻胃管：用灌注器抽取20 mL温开水注入鼻胃管，以确定鼻胃管是否通畅，同时润滑管腔，刺激胃液分泌	20	未润滑鼻胃管 方法不妥	4 2		

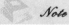

续表

项目	操作标准	分值	扣分标准	配分	扣分	备注
操作步骤 (74分)	②灌注鼻饲液：用灌注器抽取鼻饲液(每次每管 50 mL)，打开盖帽，缓慢注入鼻胃管，随时观察老年人反应，注完后盖好盖帽，再次抽吸鼻饲液，同法重复直至鼻饲液全部灌注完毕；口述：每次鼻饲量不超过 200 mL，推注时间以 15～20 min 为宜，速度为 10～13 mL/min，两次鼻饲间隔时间大于 2 h ③冲洗鼻胃管：用灌注器抽吸 30～50 mL 温开水注入鼻胃管，冲净鼻胃管内食物残渣，盖好盖帽	20	灌注速度太快 未观察老年人反应 未口述 每缺一项 未冲洗 方法不妥	4 4 4 1 4 2		
	(7) 将鼻胃管末端反折后，用干净的纱布包裹并用皮筋、别针妥善固定	4	未固定 方法不妥	4 2		
	(8) 嘱咐老年人保持坐位或半坐位 30 min 再卧床休息，有利于食物的消化与吸收，防止食物反流	4	未嘱咐	4		
	(9) 整理用物，撤去弯盘和治疗巾，整理床单位，将灌注器在流动水下清洗干净后备用	6	未撤弯盘或治疗巾 未整理床单位 未清洗灌注器	2 2 2		
	(10) 洗手，记录鼻饲时间和鼻饲量，重点观察老年人鼻饲后有无腹泻、便秘等不适症状	6	未洗手 未记录 记录不全	2 4 2		
综合评价 (15分)	(1) 注意保护老年人隐私及安全，做好职业防护；沟通自然有效、充分体现人文关怀	3	未注意保护老年人安全 人文关怀意识不强	2 1		
	(2) 工作思维清晰，根据案例，照护措施全面正确	2	与案例脱节	2		

续表

项目	操作标准	分值	扣分标准	配分	扣分	备注
综合评价（15分）	（3）操作后评估老年人鼻饲后有无腹泻、便秘等不适症状，有无其他需求，沟通是否有效	3	未评估 少评估一项	3 1		
	（4）用后物品处置符合消毒技术规范	2	不符合规范	2		
	（5）具备安全风险意识	2	不当操作，造成风险，视情节扣分	2		
	（6）操作流畅，全过程稳、准、轻、快、美观，符合操作原则；全程用时10 min，其中准备用物2 min，操作流程8 min	3	操作顺序颠倒、重复一次或物品掉地一件 用物准备不符合要求 时间每超过30 s	1 1 1		
	总分					

抽签号： 班级： 学号： 考生： α= 考评员： 日期：

→ 考证必练

一、A1/A2 型题

1. 高蛋白饮食要求照护人员应按老年人每日每千克体重摄入（　　）蛋白质计算，但每日总量不超过（　　）。

A. 2 g、120 g　　　　　　B. 20 g、120 g
C. 0.2 g、12 g　　　　　　D. 5 g、150 g
E. 2 g、150 g

2. 以下哪些不属于治疗饮食？（　　）

A. 低热量饮食　　　　　　B. 高蛋白饮食
C. 低蛋白饮食　　　　　　D. 高纤维素饮食
E. 低脂肪饮食

3. 下列属于治疗饮食的是（　　）。

A. 流质饮食　　　　　　　B. 高脂饮食
C. 忌碘饮食　　　　　　　D. 无盐饮食
E. 无糖饮食

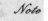

4. 高蛋白饮食适用于患有下列哪类疾病的老年人？（   ）
   A. 肝炎　　　　B. 胆囊炎　　　　C. 高血压　　　　D. 肾病综合征　　　　E. 肾炎
5. 患有重度高血压伴水肿较轻的老年人应给予（   ）。
   A. 高蛋白饮食　　　　　　　B. 高热量饮食
   C. 低蛋白饮食　　　　　　　D. 低糖饮食
   E. 低盐饮食
6. 为老年人提供高热量饮食时，每日供给的热量为（   ）左右。
   A. 2000 千卡　　　　　　　B. 2500 千卡
   C. 3000 千卡　　　　　　　D. 3500 千卡
   E. 4000 千卡
7. 高蛋白饮食不适用于患有（   ）的老年人。
   A. 慢性消耗性疾病　　　　　B. 严重贫血
   C. 肾病综合征　　　　　　　D. 急性肾炎
   E. 癌症晚期
8. 低蛋白饮食适用于患有（   ）的老年人。
   A. 尿毒症　　　　　　　　　B. 肾病综合征
   C. 胆道疾病　　　　　　　　D. 严重贫血
   E. 心血管疾病
9. 低盐饮食不适用于患有（   ）的老年人。
   A. 急性肾炎　　　　　　　　B. 肾病综合征
   C. 肝硬化伴有腹水　　　　　D. 心血管疾病
   E. 慢性肾炎
10. 要素饮食主要适用于（   ）的老年人。
    A. 非感染性严重腹泻　　　　B. 消化功能好
    C. 高热　　　　　　　　　　D. 身体虚弱
    E. 甲状腺功能亢进
11. 下列对要素饮食的描述，错误的是哪项？（   ）
    A. 含有人体所需的易于消化吸收的营养成分
    B. 适用于患有感染性严重腹泻的老年人
    C. 其主要成分包含游离氨基酸、单糖、主要脂肪酸、维生素等
    D. 无须经过消化过程即可直接被肠道吸收和利用
    E. 能为人体提供热量及营养
12. 王爷爷，67 岁，照护人员测得其血压高达 200/100 mmHg，伴有严重水肿，应给予（   ）。
    A. 低蛋白饮食　　　　　　　B. 高蛋白饮食

C. 无盐、低钠饮食　　　　　D. 低脂肪饮食

E. 软质饮食

13. 张奶奶,72岁,患有高脂血症,照护人员每日为其准备低脂肪饮食,饮食中每日脂肪摄入量不应超过(　　)。

A. 30 g　　B. 40 g　　C. 45 g　　D. 50 g　　E. 55 g

二、A3/A4型题

(1~3题共用题干)

杨爷爷,75岁,曾诊断出风湿性心脏病伴心功能不全,双下肢及身体下垂部位严重水肿,病情得到控制后入住养老机构。

1. 照护人员为其准备的每日饮食中应控制(　　)。

A. 食盐量不超过 5 g　　　　B. 食盐量不超过 2 g

C. 食盐量不超过 0.5 g　　　D. 含钠量不超过 2 g

E. 含钠量不超过 0.5 g

2. 以下对杨爷爷的饮食要求错误的是哪项？(　　)

A. 除食物内自然含钠量外,可少量放点食盐烹调饮食

B. 应控制所摄入食物中自然存在的钠量

C. 禁食腌制食品

D. 禁食含钠量多的食物和药物

E. 应采用无盐、低钠饮食

3. 杨爷爷可进食下列哪种食物？(　　)

A. 馒头　　B. 米饭　　C. 挂面　　D. 油条　　E. 汽水

答案：

一、1. A　2. A　3. D　4. D　5. E　6. C　7. D　8. A　9. B　10. A　11. B　12. C　13. B

二、1. E　2. A　3. B

项目二

排泄护理

任务一　如厕帮助

案例导入

李奶奶,70岁,退休干部,阿尔茨海默病患者,大小便失禁,能自行走路,经过一段时间训练后,大小便失禁现象减少,舒适感增强,但偶尔也会因大小便失禁而情绪低落、自卑、烦躁不安,不配合照护人员。

问题:按照照护计划,照护人员如何帮助李奶奶如厕?

扫码看课件

【操作目的】

如厕帮助的目的是解决老年人的生理需要,定时协助老年人如厕,建立规律的排尿、排便习惯,重建正常的排尿、排便功能,提升自理能力,有助于增强老年人舒适感,维护自尊,帮助老年人重新建立对生活的信心,提高其晚年生活质量。通过协助老年人安全如厕,可以预防和降低如厕时产生的不便和风险,保障老年人安全。

【操作程序】

(一) 评估

评估老年人的年龄、病情、意识状态、身体状况、自理能力、行走能力、心理合作程度等,询问老年人是否需要如厕。

扫码看视频

（二）准备

1. 照护人员准备 仪表端庄，着装整洁；修剪指甲，七步洗手法洗手，戴医用外科口罩。

2. 环境准备 环境清洁、宽敞、无异味，光线明亮，地面干燥、无水渍，关闭门窗；若在床旁使用坐便椅如厕，应拉上床帘或使用屏风遮挡，注意保暖、保护隐私。

3. 用物准备

（1）治疗车上层：治疗车内备治疗盘（内铺治疗巾及卫生纸），记录本；治疗车外备手消毒液（图2-1）。

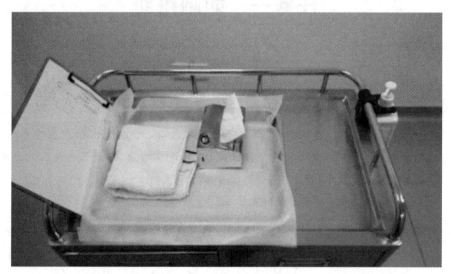

图 2-1 用物准备

（2）治疗车下层：生活垃圾桶、医用垃圾桶。

（3）卫生间有扶手设施、坐便器、呼叫器，或在床旁备坐便椅（图2-2），检查坐便器、坐便椅功能是否完好，必要时备轮椅。

4. 老年人准备 穿着合体衣裤，备防滑鞋。

（三）实施

1. 核对、解释 携用物至床旁，核对床号、姓名、腕带，向老年人解释操作目的，以取得其信任与配合，告知其操作方法、注意事项及配合要点。

2. 进入卫生间 根据老年人病情、身体状况、行走能力等，选用步行、搀扶或轮椅推送等方式；保持地面清洁、干燥、无水渍；协助老年人穿防滑鞋，避免老年人滑倒。

（1）能够行走的老年人可在照护人员的协助下，自行行走或搀扶进入卫生间，关好门，勿锁门，便于发生意外时照护人员能够及时入内，应在门口挂"正在使用"标示牌。

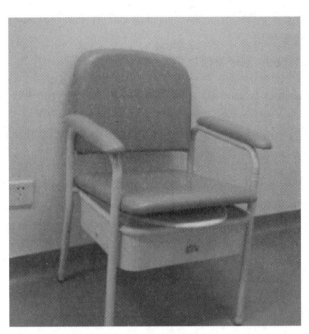

图 2-2 坐便椅

(2) 行走不便或不能行走的老年人可在照护人员的协助下,在床旁使用坐便椅或使用轮椅推行至卫生间。

3. 脱裤 照护人员协助老年人转身,背朝坐便器,嘱咐老年人双手扶稳扶手(栏杆、墙壁等),照护人员一手搂抱老年人的腋下或腰部,另一手协助老年人(或老年人自行)脱下裤子,嘱咐老年人站稳,注意保暖、保护老年人隐私。

4. 使用便器 及时与老年人沟通,嘱咐老年人放松,消除老年人顾虑;照护人员双手扶住老年人腋下,协助老年人缓慢坐于坐便器上,嘱咐老年人坐稳,双手扶稳扶手(栏杆、墙壁等)进行排便。嘱咐老年人如厕时间不宜过久、不宜用力排便,若出现眩晕等身体不适,应立即呼叫帮助。

5. 擦净肛门 照护人员应鼓励上肢功能良好的老年人自行擦净肛门,告知老年人擦净肛门的正确顺序为从前至后,防止感染。无法自行擦净肛门的老年人,嘱咐其扶稳扶手(栏杆、墙壁等),身体前倾,照护人员将卫生纸绕在手上,将手绕至其臀后,帮助其从前至后擦净肛门。

6. 穿裤 老年人自行借助身旁扶手(栏杆、墙壁等)支撑身体(或由照护人员协助老年人)起身,嘱咐老年人起身速度要慢,询问有无头晕、腿麻等身体不适,避免老年人跌倒。待老年人自行(或照护人员协助)穿好裤子后,询问其排便是否顺畅,观察排泄物的性状、量、颜色等情况。

7. 回房 老年人自行行走、搀扶或由轮椅推送至房间,照护人员协助其上床或坐下并取舒适体位。

8. 整理 协助老年人洗手,开窗通风,按压卫生间坐便器开关冲水或倾倒便盆内排泄物,清洗坐便器或坐便椅。

9. 洗手、记录 洗手,记录排泄物的性状、量、颜色等。

【操作注意事项】

扫码看
思维导图

(1)协助老年人安全如厕,避免发生意外。首先需要评估老年人的病情、意识状态、身体状况、行走能力等,其次应确保地面清洁、无水渍,并对坐便器或坐便椅的功能等进行评估熟悉,最后需要嘱咐老年人坐下及起身的速度应缓慢,扶稳坐便器(或坐便椅)旁的扶手(栏杆、墙壁等)。

(2)协助老年人擦净肛门,应指导老年人从前往后擦拭肛门,每擦拭1次,更换1次卫生纸。

(3)老年人排便时,应注意保暖、保护其隐私。

【操作风险点及评价系数】

序号	风险点描述	评价系数α值
1	未评估老年人的年龄、意识、病情、身体状况、行走能力等,未评估如厕环境、地面有无水渍等或评估不全	未评估(一项未评估,$\alpha=0.6$;两项未评估,$\alpha=0.3$;两项以上未评估,$\alpha=0.2$)
2	操作中存在安全风险	(1)老年人跌倒,$\alpha=0.2$ (2)发生安全事故,$\alpha=0$
3	操作流程出现错误	(1)老年人隐私未得到保护,$\alpha=0.3$ (2)未嘱咐老年人扶好扶手或擦拭肛门顺序错误,$\alpha=0.2$ (3)操作不流畅或流程缺失,$\alpha=0.3\sim0.4$
4	操作过程中存在沟通不当	(1)沟通较为生硬,$\alpha=0.7$ (2)全程无沟通,$\alpha=0.5$
5	操作中未体现良好的人文关怀	(1)人文关怀较为生硬,$\alpha=0.7$ (2)全程未体现人文关怀,$\alpha=0.5$
6	健康宣教不当	(1)健康宣教不全,$\alpha=0.9$ (2)全程无健康宣教,$\alpha=0.5$

【操作评分标准】

项目	操作标准	分值	扣分标准	配分	扣分	备注
素质要求（2分）	（1）考生仪表得体，表达清晰、自然大方	1	仪表不得体，表达不清晰、大方	1		
	（2）考生准备：着装整洁，修剪指甲，七步洗手法洗手，符合工作岗位要求	1	着装不符合要求、未洗手	1		
评估及准备要求（8分）	（1）环境准备：环境应清洁、宽敞、无异味，光线明亮，地面干燥、无水渍	1	未评估	1		
	（2）老年人评估、准备： ①核对老年人信息（床号、姓名、腕带） ②评估老年人年龄、病情、意识状态、身体状况、自理能力、行走能力等 ③询问老年人是否需要如厕 ④确认老年人穿着合身衣裤及防滑鞋	4	未评估 少评估一项	4 1		
	（3）用物准备： ①治疗车上层：治疗车内备治疗盘（内铺治疗巾及卫生纸），记录本；治疗车外备手消毒液 ②治疗车下层：生活垃圾桶、医用垃圾桶 ③卫生间有扶手设施、坐便器、呼叫器，或在床旁备坐便椅，必要时备轮椅	3	未准备 每缺一项	3 1		
操作步骤（75分）	（1）七步洗手法洗手、戴医用外科口罩	4	有一处不符合要求	4		
	（2）根据老年人病情、身体状况、行走能力等，选用步行、搀扶或轮椅推送的方式进入卫生间，关好门；或在照护人员的协助下，在床旁使用坐便椅，拉上床帘或使用屏风遮挡	8	未根据老年人情况选择合适方式进入卫生间 未关好门、拉上床帘或用屏风遮挡 老年人行走跌倒	6 2 8		

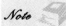

续表

项目	操作标准	分值	扣分标准	配分	扣分	备注
操作步骤(75分)	(3) 协助老年人转身,背朝坐便器,嘱咐老年人双手扶稳扶手(栏杆、墙壁等),一手搂抱老年人的腋下或腰部,另一手协助老年人(或老年人自行)脱下裤子,嘱咐老年人站稳	14	未协助老年人转身 未背朝坐便器 未嘱咐老年人扶稳扶手 搂抱老年人的方法不对 裤子未脱下 裤子部分未脱下 未嘱咐老年人站稳 老年人跌倒	1 1 2 2 6 4 2 14		
	(4) 双手扶住老年人腋下,协助其缓慢坐于坐便器上,嘱咐老年人坐稳,双手扶稳扶手(栏杆、墙壁等)进行排便,嘱咐老年人如厕时间不宜过久、不宜用力排便等注意事项	10	扶老年人的方法不对 未嘱咐老年人坐稳 老年人未坐稳 未嘱咐老年人扶稳扶手 未嘱咐老年人如厕注意事项 老年人跌倒	2 2 2 2 2 10		
	(5) 鼓励上肢功能良好的老年人自行擦净肛门,告知老年人擦净肛门的正确顺序或由照护人员协助擦净肛门(将卫生纸绕在手上,将手绕至臀后,从前至后擦净肛门)	10	擦肛门顺序错误 动作粗暴 未嘱咐老年人扶稳扶手 老年人跌倒	6 2 2 10		
	(6) 老年人自行借助扶手(栏杆、墙壁等)支撑身体(或由照护人员协助老年人)起身,嘱咐老年人起身速度要慢,询问其有无身体不适,老年人自己(或照护人员协助)穿好裤子	6	未嘱咐老年人缓慢起身 未询问老年人如厕后有无不适 裤子未穿好 老年人跌倒	2 2 2 6		

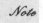

续表

项目	操作标准	分值	扣分标准	配分	扣分	备注
操作步骤 (75分)	(7)询问老年人排便是否顺畅,观察老年人排泄物的性状、量、颜色等情况	4	未询问老年人排便是否顺畅 未观察排泄物	2 2		
	(8)老年人自行行走、搀扶或由轮椅推送至房间,协助其上床或坐下并取舒适体位	8	未根据老年人情况选择合适方式进入房间 未协助老年人取舒适体位 老年人行走跌倒	6 2 8		
	(9)协助老年人洗手,照护人员开窗通风,按压卫生间坐便器开关冲水或倾倒便盆内排泄物,清洗坐便器或坐便椅	6	未协助老年人洗手 未开窗通风 未按压卫生间坐便器开关冲水或倾倒便盆内排泄物,未清洗坐便器或坐便椅	2 2 2		
	(10)洗手,记录排泄物的性状、量、颜色	5	未洗手 未记录 记录每缺一项	2 3 1		
综合评价 (15分)	(1)注意保护老年人安全,做好职业防护;沟通自然有效,充分体现人文关怀	3	未注意保护老年人安全 人文关怀意识不强	2 1		
	(2)工作思维清晰,根据案例,照护措施全面正确	2	与案例脱节	2		
	(3)操作后评估沟通是否有效及老年人有无其他需求	2	未评估 少评估一项	2 1		
	(4)全程注意保暖及保护老年人隐私	4	未注意保护隐私 未注意保暖	2 2		

续表

项目	操作标准	分值	扣分标准	配分	扣分	备注
综合评价（15分）	（5）具备安全风险意识	2	不当操作，造成风险，视情节扣分	2		
	（6）操作流畅，全过程操作规范、轻稳、安全，符合操作原则，达到预期目标；全程时间8 min，其中准备用物2 min，操作流程6 min	2	顺序颠倒、重复一次 时间每超过30 s	1 1		
总分						

抽签号： 班级： 学号： 考生： α= 考评员： 日期：

思政课堂

> 考证必练

一、A1/A2 型题

1. 王奶奶，75岁，轻度阿尔茨海默病，能自己行走，照护人员帮助其如厕过程中操作不正确的是（ ）。

   A. 嘱咐老年人如厕时间不宜过久、不宜用力排便

   B. 起身速度要快，以免老年人跌倒

   C. 协助老年人坐稳，手扶两侧扶手

   D. 老年人排便时应注意保暖、保护其隐私

   E. 应从前至后擦净肛门

2. 王奶奶，85岁，排尿失去控制，尿液不自主地流出，这种排尿异常属于（ ）。

   A. 多尿　　B. 尿潴留　　C. 尿路感染　　D. 尿失禁　　E. 少尿

3. 吴爷爷，75岁，诉有尿意但排尿困难，下腹胀痛。查体可见耻骨上膨隆，扪及囊性包块，叩诊为实音。这种排尿异常属于（ ）。

   A. 无尿　　B. 少尿　　C. 尿路感染　　D. 尿潴留　　E. 尿失禁

4. 林奶奶，72岁，尿失禁，对该老年人的护理中的错误做法是（ ）。

   A. 指导老年人进行盆底肌肉锻炼

   B. 嘱咐老年人少饮水，以减少尿量

   C. 对长期尿失禁老年人可给予留置导尿管

   D. 注意皮肤护理

   E. 定时协助老年人如厕，重建正常的排尿功能

5. 苏奶奶，79岁，诉腹胀，肛门排气过多，出现呃逆。查体腹部膨隆，叩诊呈鼓音。这种排便异常属于（ ）。

A. 肠胀气　　　B. 大便失禁　　　C. 粪便嵌塞　　　D. 便秘　　　E. 腹泻

6. 以下关于排泄异常的描述不正确的是哪项？（　　）

A. 便秘是指排便困难，排便次数减少，大便干结，一周内排便次数少于3次

B. 大便失禁是指排便次数超过平日习惯的频率，粪质稀薄或呈液体状

C. 尿失禁是指排尿不受意识控制或失去意识控制，尿液不自主地流出

D. 粪便嵌塞是指老年人有排便冲动，腹部胀痛，直肠肛门疼痛，肛门处有少量液化的粪便渗出，但不能排出粪便

E. 尿潴留是指大量尿液潴留在膀胱内而不能自主排出

7. 王爷爷，90岁，排便不受意识控制，不自主地排出粪便。这种排便异常属于（　　）。

A. 粪便嵌塞　　B. 腹泻　　　C. 大便失禁　　D. 肠胀气　　E. 便秘

8. 陈爷爷，80岁，行走不便，照护人员帮助其如厕过程中不正确的操作是（　　）。

A. 在床旁使用坐便椅

B. 老年人排便时注意保护其隐私

C. 协助老年人擦净肛门时顺序应从后至前

D. 协助老年人安全如厕，避免发生意外

E. 地面保持清洁、干燥、无水渍，协助老年人穿防滑鞋

二、A3/A4 型题

（1～3题共用题干）

王爷爷，78岁。一周前摔倒，右脚踝扭伤，行走不便。

1. 请问帮助王爷爷排便的正确方法是（　　）。

A. 使用床旁坐便椅　　　　　B. 搀扶去卫生间如厕

C. 使用尿垫　　　　　　　　D. 使用便盆，床上排便

E. 穿纸尿裤

2. 帮助王爷爷如厕不正确的方法是（　　）。

A. 嘱咐老年人起身速度要慢，避免跌倒

B. 一手扶住老年人的前臂，另一手协助老年人脱裤

C. 协助老年人坐稳，手扶两侧扶手或墙壁

D. 保持地面无水渍

E. 老年人排便后，观察排泄物的性状、量、颜色等

3. 若王爷爷诉有便意，腹部胀痛，直肠肛门疼痛，肛门处有少量液化的粪便渗出，但无法排出大便，应考虑发生（　　）。

A. 便秘　　　　　　　　B. 粪便嵌塞

C. 腹泻　　　　　　　　D. 肠胀气

E. 排便失禁

答案：
一、1. B 2. D 3. D 4. B 5. A 6. B 7. C 8. C
二、1. A 2. B 3. B

任务二　便器使用帮助

扫码看课件

排泄是机体将新陈代谢产生的终产物排出体外的生理过程，是人体的基本生理需要，也是维持生命活动的必要条件。人体排泄途径有皮肤、呼吸系统、消化系统及泌尿系统，其中消化系统和泌尿系统是主要的排泄途径。因此，照护人员应帮助或指导老年人维持正常的排泄功能，满足其排泄的需要，使其获得最佳的健康和舒适状态。

【知识点】

1. 影响排便的环境因素　环境是影响排便的因素之一，嘈杂、异味等干扰会使老年人情绪紧张，因此应为老年人创造一个独立、隐蔽、安静、无异味的宽松排便环境。能够行走和坐轮椅的老年人可到卫生间使用坐便器排便，舒适且安全；卧床的老年人在使用便盆排便时，应注意使用屏风或轨道拉帘遮挡，创造独立空间，便后及时清理，开窗通风。

2. 帮助老年人养成规律排便的习惯　符合生理要求的排便时间一般在早晨起床或早餐后。食物经过一昼夜的消化、吸收，形成粪便储存在乙状结肠，清晨起床后稍事活动易产生排便反射。若清晨起床后饮用1杯温水，不仅有利于清洗肠胃，而且可以促进肠道蠕动，从而产生便意，使排便较为顺畅。早餐后胃肠活动增强，也可引起肠道蠕动促进排便。帮助老年人养成晨起规律排便的习惯，有利于老年人保持健康规律的生活。

3. 床上使用的便器种类　卧床老年人常用的便器包括便盆及尿壶（图2-3和图2-4）。便器大多采用塑料及不锈钢材质，塑料材质的便器轻便且价格低廉，便于更换；不锈钢材质的便器可采用高温方法进行消毒，经久耐用。

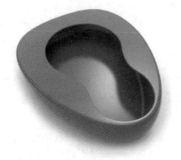

图 2-3　便盆

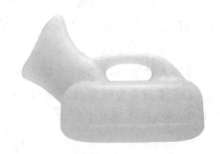

图 2-4　尿壶

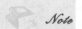

案例导入

李爷爷,70岁,意识清醒,能自主控制大小便,能与他人进行沟通,因腿部受伤未完全康复,不能下床大小便,需要照护人员为其准备便器,但李爷爷因心理压力过大,排便环境改变,不愿意在床上大小便,每次都需要照护人员给予耐心的解释和心理疏导。

问题:按照照护计划,照护人员如何协助李爷爷使用便盆排便?

【操作目的】

当老年人不能去厕所排便,需在床上排便时,正确使用便器,对方便老年人生活、提高其排便的舒适度和安全性起到重要作用。

【操作程序】

(一)评估

评估老年人的年龄、病情、意识状态、心理合作程度、自理能力、腰部活动情况;排便习惯,平时大便性状。

(二)准备

1. 环境准备 环境整洁、安静,地面无水渍,温度湿度适宜;关闭门窗,必要时用屏风遮挡。

2. 照护人员准备 服装整洁,七步洗手法洗手并温暖双手;必要时戴医用外科口罩。

3. 用物准备

(1)治疗车上层:治疗盘内备橡胶垫或一次性护理垫、一次性防水巾、卫生纸;治疗盘外备手消毒液。必要时备温水、水盆及毛巾(图2-5)。

(2)治疗车下层:尿壶(男性)、便盆(加温或加垫子)、生活垃圾桶、医用垃圾桶。

(三)实施

1. 沟通 询问老年人是否有便意,提醒老年人定时排便。

2. 协助平卧 照护人员关闭门窗,必要时用屏风遮挡,轻轻掀开下身盖被放于照护人员对侧,协助老年人取仰卧位,拉起对侧床挡。

扫码看视频

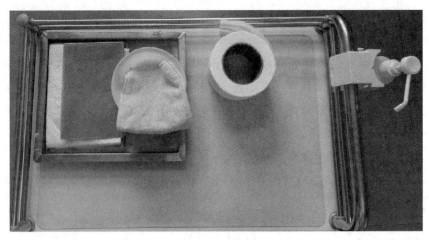

图 2-5 用物准备

3. 铺橡胶垫（或护理垫） 一手托起老年人的臀部，另一手将橡胶垫（或护理垫）垫于老年人腰及臀下。

4. 脱裤 将裤子脱至膝部，协助老年人两腿屈膝（肢体活动障碍者用软枕垫于膝下）。

5. 放置便盆 一手托起老年人臀部，将臀部抬高 20～30 cm，另一手将便盆放置于老年人臀下；臀部不能抬起的老年人，应先协助其取侧卧位，腰部放软枕，将便盆扣于臀部，再协助老年人平卧，调整便盆位置。

6. 防止尿液飞溅 女性在阴部盖上一次性防水巾或卫生纸；男性放上尿壶，膝盖并拢，盖上毛巾被。

7. 取出便盆 嘱咐老年人双腿用力，将臀部抬起，一手抬起老年人腰骶部，另一手取出便盆；对于臀部不能抬起的老年人，照护人员可一手扶住便盆，另一手帮助其取侧卧位，取出便盆。

8. 擦净肛门 为老年人擦净肛门（将卫生纸在手上绕 3 层左右，把手绕至臀部后，从前至后擦净肛门，排泄物较多者应反复擦 2～3 次）。

9. 清洗 用温水洗净肛门，擦干，协助老年人穿好裤子、洗手，取舒适体位休息。

10. 整理用物 照护人员开窗通风，倾倒排泄物、清洗便盆等。

11. 洗手、记录 记录排便次数，排泄物的性状、量、颜色等。

【操作注意事项】

（1）老年人排便时应注意保暖、保护其隐私。

（2）使用便盆前应检查便盆完整性，预防老年人皮肤损伤。

（3）及时与老年人沟通，了解并满足老年人的合理需求。

扫码看
思维导图

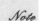

【操作风险点及评价系数】

序号	风险点描述	评价系数α值
1	未评估环境,老年人年龄、病情、意识状态、心理合作程度、自理能力、腰部活动情况;排便习惯,平时大便性状	未评估(一项未评估,α＝0.6;两项未评估,α＝0.3;两项以上未评估,α＝0.2)
2	操作中出现安全风险	(1) 未拉起床挡,α＝0.2 (2) 发生老年人坠床,α＝0
3	操作流程出现错误	(1) 未按七步洗手法洗手、未携带执行单,对老年人有拖、拉、拽行为或擦拭肛门顺序错误,α＝0.2 (2) 操作不流畅或流程缺失,α＝0.3～0.4
4	操作过程中存在沟通不当	(1) 沟通较为生硬,α＝0.7 (2) 全程无沟通,α＝0.5
5	操作中未体现良好的人文关怀	(1) 人文关怀较为生硬,α＝0.7 (2) 全程未体现人文关怀,α＝0.5
6	健康宣教不当	(1) 健康宣教不全,α＝0.9 (2) 全程无健康宣教,α＝0.5

【操作评分标准】

项目	操作标准	分值	扣分标准	配分	扣分	备注
素质要求 (5分)	(1) 考生仪表得体,表达清晰、自然大方	1	仪表不得体,表达不清晰、大方	1		
	(2) 考生应着装整洁,修剪指甲,七步洗手法洗手,温暖双手	4	未温暖双手 每缺一项	2 1		
评估及 准备要求 (10分)	(1) 环境应清洁、安静,地面无水渍	3	每缺一项	1		
	(2) 老年人评估: ①核对老年人信息(床号、姓名、腕带)	3	未核对	1		

续表

项目	操作标准	分值	扣分标准	配分	扣分	备注
评估及准备要求（10分）	②评估老年人年龄、病情、意识状态、心理合作程度、自理能力 ③评估老年人腰部活动情况，是否需要排便	3	未评估 未询问	1 1		
	(3) 用物准备：便盆（加温或加垫子）、一次性防水巾、卫生纸、橡胶垫或一次性护理垫、尿壶（男性）、生活垃圾桶、医用垃圾桶。必要时备温水、水盆及毛巾	4	每缺一项	1		
操作步骤（68分）	(1) 考生关闭门窗，必要时用屏风遮挡，轻轻掀开下身盖被放于考生的对侧，协助老年人取仰卧位，拉起对侧床挡	8	未关闭 未安置盖被 未协助摆放体位 未拉起对侧床挡	2 2 2 2		
	(2) 一手托起老年人的臀部，另一手将橡胶垫（或护理垫）垫于老年人腰及臀下	8	未托起臀部 护理垫未垫在正确位置	8 4		
	(3) 将裤子脱至膝部，协助老年人两腿屈膝（肢体活动障碍者用软枕垫于膝下）	8	未脱至膝部酌情扣分	8		
	(4) 一手托起老年人臀部，将臀部抬高20～30 cm，另一手将便盆放置于老年人臀下；臀部不能抬起的老年人，应先协助其取侧卧位，腰部放软枕，将便盆扣于臀部，再协助老年人平卧，调整便盆位置	10	未抬高臀部 便盆放置方向错误	10 5		
	(5) 为防尿液飞溅，女性在阴部盖上一次性防水巾或卫生纸；男性放上尿壶，膝盖并拢，盖上毛巾被	4	未做防溅措施	4		
	(6) 排便完成后，嘱咐老年人双腿用力，将臀部抬起，一手抬起老年人腰骶部，另一手取出便盆；对于臀部不能抬起的老年人，考生可一手扶住便盆，另一手帮助其取侧卧位，取出便盆	10	未抬高臀部	10		

续表

项目	操作标准	分值	扣分标准	配分	扣分	备注
操作步骤 (68分)	(7)为老年人擦净肛门(将卫生纸在手上绕3层左右,把手绕至臀部后,从前至后擦净肛门,排泄物较多者应反复擦2~3次)	6	未擦净肛门 擦拭顺序不对	2 4		
	(8)用温水洗净肛门、擦干,协助老年人穿好裤子、洗手,取舒适体位休息	6	未用温水洗净肛门 未擦干 未协助老年人穿好裤子 未洗手 未取舒适体位	1 1 1 2 1		
	(9)考生洗手、记录排便次数,排泄物的性状、量、颜色等	8	未洗手 记录每缺一项	2 2		
综合评价 (17分)	(1)注意保护老年人安全,做好职业防护;态度和蔼,充分体现人文关怀	3	未注意保护老年人安全 人文关怀意识不强	2 1		
	(2)老年人排便时注意保暖、保护其隐私	4	未保暖 未保护老年人隐私	2 2		
	(3)操作后评估老年人是否感觉舒适,有无其他需求,沟通是否有效	3	评估每缺一项	1		
	(4)开窗通风,倾倒排泄物、清洗便盆	2	未开窗 未清洗便盆	1 1		
	(5)有安全风险意识,使用便盆前检查便盆完整性,预防老年人皮肤损伤	2	不当操作,造成风险,视情节扣分	2		
	(6)操作流畅,全过程稳、准、轻、快、美观,符合操作原则;全程用时 10 min,其中准备用物 2 min,操作流程 8 min	3	顺序颠倒、重复一次或物品掉地一件 时间每超过 30 s	1 2		
总分						

抽签号:　　班级:　　学号:　　考生:　　α=　　考评员:　　日期:

思政课堂

> 考证必练

一、A1/A2 型题

1. 以下关于粪便性状异常的描述,不正确的是( )。
   A. 上消化道出血时呈柏油样便   B. 下消化道出血时呈酱油色
   C. 消化不良时有酸臭味   D. 阿米巴痢疾呈果酱样
   E. 直肠狭窄时呈扁条形或带状

2. 排便时有鲜血滴出,常见于( )。
   A. 上消化道出血   B. 阿米巴痢疾   C. 痔疮出血
   D. 肠套叠   E. 直肠狭窄

3. 以下关于粪便颜色及其意义的叙述不正确的是( )。
   A. 柏油样便——上消化道出血   B. 果酱样便——肠套叠、阿米巴痢疾
   C. 陶土色便——幽门梗阻   D. 米泔样便——霍乱
   E. 暗红色便——下消化道出血

4. 以下关于粪便性状异常的描述,正确的是( )。
   A. 上消化道出血时有腥臭味   B. 胆道完全阻塞时呈酱油色
   C. 下消化道溃疡时有腐臭味   D. 肠套叠时呈果酱样便
   E. 肠道部分梗阻时呈扁条形

5. 帮助卧床老年人使用便盆排便的正确方法是( )。
   A. 使用前检查便盆完整性
   B. 脱裤至脚踝
   C. 腰部不能抬起的老年人,采用仰卧位放置便盆
   D. 一手托起老年人的臀部,臀部抬高约 10 cm
   E. 发现排便异常,自行给予处理

6. 帮助卧床老年人使用便盆排便不正确的方法是( )。
   A. 关闭门窗,必要时用屏风遮挡
   B. 使用前检查便盆完整性,预防老年人皮肤受损
   C. 腰部不能抬起的老年人,先协助其采用侧卧位放置便盆
   D. 将便盆放置于老年人的臀下,开口向床头
   E. 发现排便异常,应通知医护人员并按需要及时记录

7. 尿壶使用方法不正确的是( )。
   A. 男性老年人取侧卧位
   B. 女性老年人取仰卧位
   C. 为防止尿液飞溅,在女性会阴上部盖上卫生纸
   D. 男性老年人双腿屈膝稍分开

E. 女性老年人双腿屈膝稍分开

8. 李爷爷,75岁,胆道阻塞,排出的粪便性状为（　　）。

   A. 柏油样便　　　　　　　B. 暗红色便　　　　　　　C. 鲜血便

   D. 陶土样便　　　　　　　E. 果酱样便

9. 陈爷爷,80岁,长期卧床,照护人员协助其使用便盆排便时,不正确的方法是(　　)。

   A. 将裤子脱至膝部

   B. 肢体活动障碍者用软枕垫于臀下

   C. 一手托起老年人的臀部,臀部抬高20～30 cm

   D. 将便盆放置于老年人的臀下,开口向足部

   E. 注意观察排泄物的性状、量、颜色

10. 李奶奶,85岁,不能下床活动,照护人员帮助其使用尿壶时,使用方法不正确的是(　　)。

    A. 注意保暖和保护其隐私

    B. 取侧卧位

    C. 尿壶的边缘开口紧挨阴部

    D. 为防止尿液飞溅,在会阴上部盖上卫生纸

    E. 双腿屈膝稍分开

二、A3/A4型题

(1～3题共用题干)

王奶奶,86岁,因腿部受伤,有活动障碍,不能下床。

1. 王奶奶诉说有尿意,照护人员帮助其在床上使用尿壶,不正确的操作是(　　)。

   A. 王奶奶呈仰卧位

   B. 屈膝、双腿稍微分开

   C. 排尿时注意保护其隐私

   D. 为防止尿液飞溅,尿壶开口边缘紧挨阴部

   E. 记录排尿时间、量、颜色

2. 照护人员协助王奶奶在床上使用便盆排便不正确的方法是(　　)。

   A. 一手托起王奶奶的臀部,臀部抬高20～30 cm

   B. 另一手将便盆放置于王奶奶的臀下,开口向足部

   C. 软枕垫于膝下

   D. 掀开下身盖被放于床尾

   E. 使用前检查便盆完整性

3. 近几天,王奶奶每天排便次数明显超过平日习惯的频率,粪质稀薄,有时呈水样便,照护人员推断老年人发生的排便异常属于(　　)。

   A. 腹泻　　　B. 大便失禁　　　C. 粪便嵌塞　　　D. 便秘　　　E. 肠胀气

答案：

一、1.B 2.C 3.C 4.D 5.A 6.D 7.D 8.D 9.B 10.B

二、1.D 2.D 3.A

任务三　纸尿裤更换

扫码看课件

　　排泄是机体将新陈代谢产物排出体外的过程。老年人随着年龄的增长，机体调节功能逐渐减弱，自理能力下降，或者因为疾病导致生活不能自理，不能自主如厕，可能出现尿失禁、大便失禁的现象。为减少排泄物对老年人会阴部的刺激，保持会阴部清洁、干燥，保护会阴部皮肤，可以为老年人使用成人纸尿裤。纸尿裤可以有效防止尿液、粪便污染皮肤以及衣裤，需要注意的是纸尿裤应经常更换，避免由于长时间不更换，导致皮肤摩擦损伤、增高压疮和尿路感染等疾病发生的风险。

案例导入

　　李奶奶，72岁，退休工人，半年前因脑血管意外导致右侧肢体偏瘫，不能自行排大小便，需要使用纸尿裤。某日午饭后1小时在照护人员的帮助下外出散步，未及时更换纸尿裤，需回病房进行更换。

　　问题：按照照护计划，照护人员如何为李奶奶更换纸尿裤？

扫码看视频

【操作目的】

　　纸尿裤更换的目的是减少排泄物对老年人会阴部的刺激，保持会阴部清洁、干燥，保护会阴部皮肤，减少湿疹、失禁相关性皮炎、压疮等并发症的发生；同时减轻照护人员的护理负担，提高老年人的舒适度和生活质量。在更换纸尿裤的过程中，通过评估排泄物的颜色、性状、气味等情况，可获得老年人病情动态变化的信息，为进一步诊治护理提供依据。

【操作程序】

（一）评估

　　评估老年人的年龄、病情、意识状态、自理能力及心理需求；皮肤的状况，更换尿裤时有无皮肤湿疹、压疮等情况。

(二) 准备

1. 照护人员准备 仪表端庄,着装整洁;修剪指甲,七步洗手法洗手并温暖双手,戴医用外科口罩。

2. 环境准备 环境清洁、安静、温暖、安全,光线适中;关闭门窗,必要时用屏风遮挡。

3. 用物准备

(1) 治疗车上层:治疗车内备一次性纸尿裤(根据老年人胖瘦情况选择适宜的尺寸)、卫生纸、水盆、温热毛巾;治疗车外备手消毒液(图 2-6)。

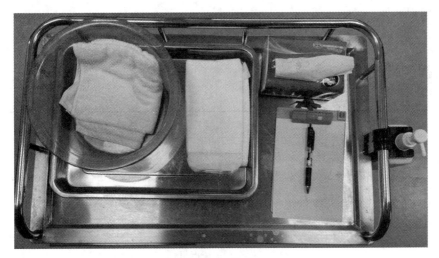

图 2-6 用物准备

(2) 治疗车下层:生活垃圾桶、医用垃圾桶。

(三) 实施

1. 核对、解释 携用物至床旁,核对床号、姓名、腕带,向老年人解释操作目的、操作要点,取得其信任与配合。

2. 安置体位 关闭门窗,用屏风遮挡;协助老年人取平卧位。

3. 解开污染纸尿裤 解开污染纸尿裤粘扣,展开两翼至老年人身体两侧,将前片从两腿间后撤。协助老年人侧卧,将污染纸尿裤内面对折垫于臀下。

4. 擦拭会阴 用温热毛巾擦拭会阴部,保持局部清洁、干燥、减轻异味。为防止尿路感染,应从前往后擦拭。

5. 撤下污染纸尿裤 将清洁的纸尿裤(贴皮肤面朝内)对折,协助老年人翻身至另一侧,撤下污染的纸尿裤,放入污物桶。当老年人患有传染性疾病时,纸尿裤应放入医用黄色垃圾桶,作为医用垃圾集中回收处理。

6. 换上清洁纸尿裤 打开身下清洁纸尿裤并铺平,协助老年人翻转身体取平卧位,从两腿间向前向上兜起纸尿裤前端,整理大腿内、外侧边缘,将两翼粘扣粘好。

7. 整理用物 协助老年人取舒适体位,整理床单位,清理用物,询问老年人感受,感谢其配合;清洗毛巾,刷洗水盆。

8. 洗手、记录 记录老年人臀部及会阴部皮肤情况、排泄物情况等。

【操作注意事项】

(1) 观察老年人会阴部皮肤情况,避免发生尿布皮炎。

(2) 更换一次性纸尿裤时,注意观察排泄物的性状、量、颜色、气味。若有异常应及时报告医护人员。

(3) 更换纸尿裤时,应将纸尿裤的大腿内、外侧边缘展平,防止侧漏。

扫码看
思维导图

【操作风险点及评价系数】

序号	风险点描述	评价系数α值
1	未评估老年人意识状态、自理能力及心理需求;皮肤状况,更换尿裤时有无皮肤湿疹、压疮等情况或评估不全	未评估(一项未评估,α=0.6;两项未评估,α=0.3;两项以上未评估,α=0.2)
2	操作中存在安全隐患、出现安全风险、发生安全事故	(1) 擦洗肛门顺序错误,α=0.2 (2) 未拉起床挡,α=0.2 (3) 老年人坠床,α=0 (4) 发生安全事故,α=0
3	操作流程出现错误	(1) 未按七步洗手法洗手、未携带执行单,α=0.4 (2) 操作不流畅或流程缺失,α=0.3~0.4
4	操作过程中存在沟通不当	(1) 沟通较为生硬,α=0.7 (2) 全程无沟通,α=0.5
5	操作中未体现良好的人文关怀	(1) 人文关怀较为生硬,α=0.7 (2) 全程未体现人文关怀,α=0.5
6	健康宣教不当	(1) 健康宣教不全,α=0.9 (2) 全程无健康宣教,α=0.5

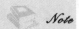

【操作评分标准】

项目	操作标准	分值	扣分标准	配分	扣分	备注
素质要求 （2分）	（1）考生仪表得体，表达清晰、自然大方	1	仪表不得体，表述不清晰、大方	1		
	（2）考生应着装整洁，修剪指甲，七步洗手法洗手，符合工作岗位要求	1	着装不符合要求、未洗手	1		
评估及准备要求 （8分）	（1）环境应清洁、安静、温暖、安全，光线适中	1	未评估	1		
	（2）老年人评估： ①核对老年人信息（床号、姓名、腕带） ②评估老年人年龄、病情、意识状态、自理能力及心理需求 ③评估老年人皮肤的状况，更换纸尿裤时有无皮肤湿疹、压疮等情况	3	未评估 少评估一项	3 1		
	（3）用物准备： ①治疗车上层：治疗车内备一次性纸尿裤、卫生纸、水盆、温热毛巾；治疗车外备手消毒液 ②治疗车下层：生活垃圾桶、医用垃圾桶	4	未准备 每缺一项	4 1		
操作步骤 （75分）	（1）七步洗手法洗手并温暖双手、戴医用外科口罩	4	有一处不符合要求	2		
	（2）向老年人解释配合要点，尊重老年人，保护隐私	6	未解释 未尊重老年人 未保护老年人隐私	2 2 2		
	（3）关闭门窗，用屏风遮挡	3	未关闭门窗，未用屏风遮挡	3		
	（4）协助老年人取平卧位，解开污染纸尿裤粘扣，展开两翼至老年人身体两侧，将前片从两腿间后撤	10	体位不正确 纸尿裤前片后撤方法不正确	2 8		

续表

项目	操作标准	分值	扣分标准	配分	扣分	备注
操作步骤（75分）	（5）协助老年人侧卧，将污染纸尿裤内面对折垫于臀下	6	体位不正确 纸尿裤未对折	2 4		
	（6）用温热毛巾擦拭会阴部，顺序为从前往后	8	擦拭顺序不正确	8		
	（7）将清洁的纸尿裤（贴皮肤面朝内）对折，协助老年人翻身至另一侧，撤下污染的纸尿裤，放入污物桶	10	清洁纸尿裤未对折 未协助翻身 污染纸尿裤未放入污物桶	4 4 2		
	（8）打开身下清洁纸尿裤铺平	4	纸尿裤未铺平	4		
	（9）协助老年人翻转身体取平卧位，从两腿间向前向上兜起纸尿裤前端，整理大腿内、外侧边缘，将两翼粘扣粘好	14	体位不正确 未整理纸尿裤边缘 纸尿裤两翼未粘好	2 6 6		
	（10）整理床单位，为老年人盖好被子	4	未整理床单位 未盖好被子	2 2		
	（11）整理用物	2	未整理	2		
	（12）洗手、记录	4	未洗手、记录	2		
综合评价（15分）	（1）注意保护老年人安全，做好职业防护；沟通自然有效、充分体现人文关怀	3	未注意保护老年人安全 人文关怀意识不强	2 1		
	（2）工作思维清晰，根据案例，照护措施全面正确	2	与案例脱节	2		
	（3）操作后评估老年人会阴部是否清洁、干燥，纸尿裤是否边缘平整，老年人是否感觉舒适，有无其他需求；沟通是否有效	3	未评估 少评估一项	3 1		

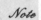

续表

项目	操作标准	分值	扣分标准	配分	扣分	备注
综合评价（15分）	（4）用后物品处置符合消毒技术规范	2	不符合规范	2		
	（5）具备安全风险意识	2	不当操作,造成风险,视情节扣分	2		
	（6）操作流畅,全过程稳、准、轻、快、美观,符合操作原则;全程用时10 min,其中准备用物2 min,操作流程8 min	3	顺序颠倒、重复一次 纸尿裤不符合要求 时间每超过30 s	1 1 1		
总分						

抽签号：　　　班级：　　　学号：　　　考生：　　　α=　　　考评员：　　　日期：

考证必练

一、A1/A2 型题

1. 由于尿道阻力完全丧失,膀胱内不能储存尿液,患者在站立时,尿液全部由尿道流出,这种现象称为(　　)。

　　A. 压力性尿失禁　　　　　　B. 充溢性尿失禁

　　C. 急迫性尿失禁　　　　　　D. 反射性尿失禁

　　E. 无阻力性尿失禁

2. 由于部分性上运动神经元病变或急性膀胱炎等强烈的局部刺激,患者有十分严重的尿频、尿急症状。这种由于强烈的逼尿肌无抑制性收缩而发生的尿失禁属于(　　)。

　　A. 充溢性尿失禁　　　　　　B. 无阻力性尿失禁

　　C. 急迫性尿失禁　　　　　　D. 反射性尿失禁

　　E. 压力性尿失禁

3. 下列哪项尿失禁的健康指导措施不正确?(　　)

　　A. 加强皮肤护理　　　　　　B. 白天少饮水,以减少尿量

　　C. 酌情采取留置导尿术　　　D. 训练膀胱功能

　　E. 锻炼盆底肌

4. 为老年人更换纸尿裤时,不正确的是(　　)。

　　A. 打开门窗,保持空气清新

B. 观察会阴部皮肤情况,避免发生尿布皮炎

C. 纸尿裤大腿内、外侧边缘展平,防止侧漏

D. 注意观察排泄物的性状、量、颜色和气味

E. 如有异常及时报告医护人员

5. 李奶奶,88岁,因截瘫导致尿失禁。照护人员在照护时,不正确的操作是( )。

A. 可以使用成人纸尿裤

B. 保持皮肤清洁

C. 睡前多饮水,以预防尿路感染

D. 指导老年人锻炼盆底肌

E. 关注老年人心理状况

6. 赵爷爷,86岁,长期卧床。照护人员在为赵爷爷穿纸尿裤时,不正确的操作是( )。

A. 注意保护老年人隐私

B. 协助老年人取仰卧位,将床单半铺半卷在老年人身下

C. 将纸尿裤对折一下,形成立体凹槽

D. 嘱咐老年人略分开腿,将纸尿裤从会阴前向后插入

E. 协助老年人平卧

7. 李奶奶,88岁,咳嗽、打喷嚏或上楼梯时会有尿液自尿道流出。照护人员为其更换纸尿裤时,不正确的操作是( )。

A. 协助老年人取平卧位,解开纸尿裤粘扣

B. 展开两翼至老年人身体两侧,将前片从两腿间后撤

C. 协助老年人侧卧,将污染纸尿裤外面对折于臀下

D. 将清洁纸尿裤的贴皮肤面朝内对折

E. 将纸尿裤的大腿内、外侧边缘展平,防止侧漏

8. 为老年人更换纸尿裤正确的做法是( )。

A. 照护人员操作前不必洗手,操作后洗手

B. 解开纸尿裤粘扣,直接从两腿间拽出

C. 照护人员检查纸尿裤大小适宜

D. 撤下污染纸尿裤,直接兜上清洁纸尿裤即可

E. 为减轻异味,操作时打开窗户

二、A3/A4 型题

(1～3题共用题干)

张爷爷,72岁,常不自主的间歇排尿,排尿时没有感觉。

1. 张爷爷此种情况可能属于( )。

A. 充溢性尿失禁　　　　　　B. 急迫性尿失禁

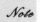

C. 压力性尿失禁　　　　　　D. 反射性尿失禁

E. 部分性尿失禁

2. 关于尿失禁老年人的护理措施,不正确的做法是(　　)。

A. 疏导和缓解老年人焦虑心理　　B. 白天少饮水,以减少尿量

C. 睡前少饮水,以减少尿量　　　D. 训练膀胱功能

E. 锻炼盆底肌

3. 为老年人更换纸尿裤时,不正确的操作是(　　)。

A. 关闭门窗,用屏风遮挡

B. 向老年人解释配合要点

C. 准备温水,控制水温在37～40 ℃

D. 将污染的纸尿裤向内折叠

E. 更换纸尿裤后只需记录皮肤情况

答案:

一、1. E　2. C　3. B　4. A　5. C　6. B　7. C　8. C

二、1. D　2. B　3. E

项目三

清洁照护

任务一 口腔护理

扫码看课件

口腔是病原微生物侵入人体的主要途径之一,机体抵抗力较强的成年人通过日常进行的刷牙、漱口、进食等活动可以对细菌起到一定的清除作用,通常出现口腔问题的概率较低。但老年人由于机体抵抗力降低,刷牙、漱口、进食等活动减少,出现炎症、溃疡等口腔问题的概率增加,从而导致食欲减退,消化功能下降。可见保持口腔卫生对老年人的健康非常重要,良好的口腔卫生有助于提高机体的健康水平和生活舒适度。因此,口腔护理是老年人照护工作的重要组成部分,通过保持老年人的口腔清洁、预防感染,提高老年人的生活质量。

【知识点】

(一)口腔卫生指导

1. 口腔清洁用具的选择　牙刷是清洁口腔的常用工具,老年人清洁口腔时,应尽量选用刷头表面光滑、刷毛柔软的牙刷,有磨损或刷毛较硬的牙刷清洁效果不佳,且易导致牙齿磨损或牙龈损伤,应尽量避免使用。牙刷使用后应保持清洁、干燥,每三个月更换一次。

2. 刷牙方法　刷牙一般于晨起后和就寝前进行,每次餐后也可进行。刷牙方法分为颤动法和竖刷法;颤动法是将牙刷的毛面与牙齿成45°夹角,刷头指向牙龈方向,做短距离、快速的环形颤动,每次刷2~3颗牙齿,刷完一个区域再刷相邻区域,直至刷完所有牙齿;竖刷法是将牙刷刷毛末端置于牙龈和牙冠交界处,沿牙缝做短距离、快速的纵向刷洗。每次刷牙时间不少于3 min,刷完牙齿后由内向外刷洗舌面,然后漱口,清除口腔内的食物碎渣或残余牙膏。刷牙后应清洁牙刷,甩去多余水分后,控干备用。

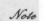

（二）义齿的清洁

部分老年人因牙齿缺失,需通过佩戴义齿咀嚼食物或维持良好的个人形象。日间佩戴义齿会积聚食物碎屑,故应在餐后取下义齿并进行清洗,清洗方法与刷牙方法相同。每晚就寝前应将义齿取下,并将取下的义齿浸没于贴有标签的凉开水杯中,每日换水一次。注意勿将义齿浸于热水或酒精中,以免变色、变形或老化。

案例导入

张奶奶,73岁,退休教师,因脑梗死后遗症长期卧床,吞咽困难,无法自行完成口腔清洁。张奶奶最近进食情况欠佳,医生查房时发现该老年人口腔内出现多处白色斑点,左侧舌面有一 0.4 cm×0.3 cm 大小的溃疡,且口腔内有异味。医生开出医嘱:口腔护理,Qd。

问题:按照照护计划,照护人员如何对老年人进行口腔护理?

【操作目的】

口腔护理的目的是保持老年人口腔清洁、湿润,起到预防口腔感染的作用;同时可通过口腔护理去除口腔异味,清除口垢、牙垢,促进食欲,提高老年人舒适度。在口腔护理的过程中,通过评估口腔黏膜、舌苔、牙龈等情况,可获得老年人病情动态变化信息,为进一步诊治提供依据。

【操作程序】

扫码看视频

（一）评估

评估老年人的年龄、病情、意识状态、心理合作程度、自理能力;口唇有无干裂,牙齿有无松动,有无义齿,口腔黏膜是否完整,有无牙龈出血、肿胀或口腔溃疡等情况。

（二）准备

1. 照护人员准备 仪表端庄,着装整洁;修剪指甲,七步洗手法洗手,戴医用外科口罩。

2. 环境准备 环境清洁、宽敞,光线明亮。

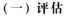

3. 用物准备

(1) 治疗车上层:治疗盘内备一次性口腔护理包(内含治疗碗或弯盘、棉球若干个、弯止血钳2把,压舌板)、水杯(内盛漱口液,口腔护理的漱口液应根据老年人的病情按需准备,常用漱口液详见表3-1)、吸管、棉签、手电筒、纱布数块、治疗巾、润唇膏;治疗盘外备手消毒液。必要时备开口器和口腔外用药物(图3-1)。

表 3-1 常用口腔护理漱口液

名称	浓度	作用及适用范围
生理盐水		清洁口腔,预防感染
复方硼砂水(朵贝尔溶液)		轻度抑菌、除臭
呋喃西林溶液	0.02%	清洁口腔,光谱抗菌
氯己定溶液	0.02%	清洁口腔,光谱抗菌
硼酸溶液	2%~3%	防腐、抑菌
过氧化氢溶液(双氧水)	1%~3%	防腐、防臭,适用于口腔感染有溃烂、坏死组织者
甲硝唑溶液	0.08%	适用于厌氧菌感染
碳酸氢钠溶液	1%~4%	适用于真菌感染
醋酸溶液	0.1%	适用于铜绿假单胞菌感染

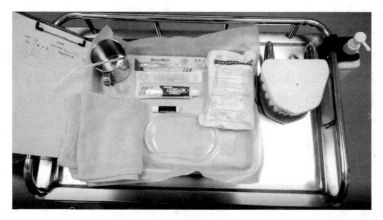

图 3-1 用物准备

(2) 治疗车下层:生活垃圾桶、医用垃圾桶。

(三) 实施

1. 核对、解释 携用物至床旁,核对床号、姓名、腕带,向老年人解释操作目的、操作要点,取得其信任与配合。

2. 安置体位 协助老年人侧卧或仰卧,头偏向照护人员一侧,铺治疗巾于老年人颌下,弯盘置于老年人口角旁。

3. 清点棉球 倒漱口液,浸湿并清点棉球数量。

4. 检查口腔 润湿口唇,协助老年人用吸管吸水后漱口(昏迷老年人禁用,以防误吸)。一手持手电筒,另一手用压舌板轻轻撑开颊部,观察口腔情况。昏迷老年人或牙关紧闭者,可用张口器协助其张口,张口器应从臼齿处放入,牙关紧闭者不可使用暴力使其张口,以免造成损伤。若有活动性义齿应协助老年人取下,并浸泡在冷水杯中保存。

5. 按顺序擦拭口腔

(1)擦拭牙齿外侧面:用弯止血钳夹取棉球并拧干,弯止血钳需夹紧棉球,每次一个。棉球不可重复使用,一个棉球擦洗一个部位。擦拭动作应轻柔,特别是对有凝血功能障碍的老年人,防止损伤其口腔黏膜及牙龈。嘱咐老年人咬合上、下齿,一手用压舌板轻轻撑开对侧颊部,另一手用弯止血钳夹紧棉球,纵向擦洗牙齿外侧面,由臼齿擦向门齿;同法擦洗近侧。注意应用棉球包裹弯止血钳尖端,防止钳端直接触及口腔黏膜或牙龈;棉球不可过湿,以不能挤出液体为宜,防止因水分过多造成老年人误吸。

(2)擦拭牙齿内侧面及咬合面:嘱咐老年人张开上、下齿,依次擦拭牙齿上内侧面、上咬合面、下内侧面、下咬合面,弧形擦洗颊部;同法擦拭近侧。

(3)擦拭舌部及硬腭部:弧形擦拭硬腭部,由内至外擦拭舌面、舌下。擦拭时勿探进过深,以免触及咽部引起老年人恶心。

6. 清洁整理 再次清点棉球,棉球数量应与操作前保持一致,以防遗漏在老年人口腔内,导致误吸或窒息;协助老年人再次漱口,用纱布擦净口唇。

7. 评估 评估口腔情况,酌情使用外用药,口唇涂擦润唇膏;有活动性义齿者,应协助其佩戴义齿。

8. 整理用物 撤去弯盘和治疗巾,协助老年人取舒适体位,整理床单位,清理用物,询问老年人感受,感谢其配合。

9. 洗手、记录

【操作注意事项】

(1)对长期使用抗生素和激素的老年人,应注意观察口腔内有无真菌感染及口腔溃疡。

(2)对于患有传染病老年人的用物,需按消毒隔离原则进行处理。

【操作风险点及评价系数】

扫码看思维导图

序号	风险点描述	评价系数α值
1	未评估老年人年龄、病情、意识状态、口腔情况、心理合作程度、自理能力或评估不全	未评估(一项未评估,α=0.6;两项未评估,α=0.3;两项以上未评估,α=0.2)

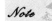

续表

序号	风险点描述	评价系数 α 值
2	操作中出现安全风险	(1) 未拉起床挡，$\alpha=0.2$ (2) 老年人坠床，$\alpha=0$
3	操作流程出现错误	(1) 未按七步洗手法洗手、未携带执行单、棉签未浸湿及开一次性口腔护理包后未写时间，$\alpha=0.4$ (2) 操作不流畅或流程缺失，$\alpha=0.3\sim0.4$
4	操作过程中存在沟通不当	(1) 沟通较为生硬，$\alpha=0.7$ (2) 全程无沟通，$\alpha=0.5$
5	操作中未体现良好的人文关怀	(1) 人文关怀较为生硬，$\alpha=0.7$ (2) 全程未体现人文关怀，$\alpha=0.5$
6	健康宣教不当	(1) 健康宣教不全，$\alpha=0.9$ (2) 全程无健康宣教，$\alpha=0.5$

【操作评分标准】

项目	操作标准	分值	扣分标准	配分	扣分	备注
素质要求 （2分）	(1) 考生仪表得体，表达清晰、自然大方	1	仪表不得体，表达不清晰、大方	1		
	(2) 考生着装整洁，修剪指甲，七步洗手法洗手，符合工作岗位要求	1	着装不符合要求、未洗手	1		
评估及 准备要求 （8分）	(1) 环境应清洁、宽敞，光线充足	1	未评估	1		
	(2) 老年人评估： ①核对老年人信息（床号、姓名、腕带） ②评估老年人年龄、病情、意识状态、心理合作程度、自理能力 ③评估口唇有无干裂，牙齿有无松动，有无义齿，口腔黏膜是否完整，有无牙龈出血、肿胀或口腔溃疡等情况	3	未评估 少评估一项	3 1		

续表

项目	操作标准	分值	扣分标准	配分	扣分	备注
评估及准备要求（8分）	（3）用物准备： ①治疗车上层：治疗盘内备一次性口腔护理包（内含治疗碗或弯盘、棉球若干个、弯止血钳2把、压舌板）、水杯（内盛漱口液）、吸管、棉签、手电筒、纱布数块、治疗巾、润唇膏；治疗盘外备手消毒液。必要时备开口器和口腔外用药物 ②治疗车下层：生活垃圾桶、医用垃圾桶	4	未准备 每缺一项	4 1		
操作步骤（75分）	（1）七步洗手法洗手、戴医用外科口罩	4	一处不符合要求	4		
	（2）协助老年人侧卧或仰卧，头偏向考生一侧，铺治疗巾于老年人颌下，弯盘置于老年人口角旁	8	未协助老年人处于合适体位 未将老年人头偏向考生一侧 未铺治疗巾 未放置弯盘	2 2 2 2		
	（3）倒漱口液，浸湿并清点棉球数量	10	未倒漱口液（若护理对象为昏迷老年人不扣分） 未清点棉球 未浸湿棉球	2 5 3		
	（4）润湿口唇，协助老年人用吸管吸水后漱口，观察口腔情况	8	未湿润口唇 未漱口（若护理对象为昏迷老年人不扣分） 未观察口腔情况	2 2 4		

续表

项目	操作标准	分值	扣分标准	配分	扣分	备注
操作步骤（75分）	（5）按顺序擦拭口腔： ①擦拭牙齿外侧面：用弯止血钳夹取棉球并拧干，嘱咐老年人咬合上、下齿，擦洗牙齿外侧面；同法擦洗近侧 ②擦拭牙齿内侧面及咬合面：依次擦拭牙齿上内侧面、上咬合面、下内侧面、下咬合面，弧形擦洗颊部；同法擦拭近侧 ③弧形擦拭硬腭部，由内至外擦拭舌面、舌下	24	擦拭方法不对 擦拭顺序不对 未拧干棉球 擦拭方向不对 动作粗暴	8 4 4 4 4		
	（6）再次清点棉球，并协助老年人再次漱口，用纱布擦净口唇	9	未漱口（若护理对象为昏迷老年人不扣分） 未擦净口唇 未清点棉球	2 2 5		
	（7）评估口腔情况，酌情使用外用药，口唇涂擦润唇膏；有活动性义齿者，应协助其佩戴义齿	5	未评估口腔情况 未涂擦润唇膏 有活动性义齿者未协助其佩戴义齿（无活动性义齿者不扣分）	2 2 1		
	（8）撤去弯盘和治疗巾，协助老年人取舒适体位，整理床单位，清理用物，询问老年人感受，感谢其配合	5	未撤弯盘或治疗巾 未协助老年人取舒适体位 未整理床单位 未清理用物 未询问感受	1 1 1 1 1		
	（9）洗手、记录	2	未洗手、记录	2		

续表

项目	操作标准	分值	扣分标准	配分	扣分	备注
综合评价（15分）	（1）注意保护老年人安全，做好职业防护；沟通自然有效、充分体现人文关怀	3	未注意保护老年人和自身安全 人文关怀意识不强	2 1		
	（2）工作思维清晰，根据案例，照护措施全面正确	2	与案例脱节	2		
	（3）操作后评估老年人口腔是否湿润、有无异味，口腔黏膜及牙龈有无损伤，是否感觉舒适，有无其他需求，沟通是否有效	3	未评估 少评估一项	3 1		
	（4）用后物品处置符合消毒技术规范	2	不符合规范	2		
	（5）具备安全风险意识	2	不当操作，造成风险，视情节扣分	2		
	（6）操作流畅，全过程稳、准、轻、快、美观，符合操作原则；全程用时10 min，其中准备用物2 min，操作流程8 min	3	顺序颠倒、重复一次或物品掉地一件 口腔护理包准备不符合要求 时间每超过30 s	1 1 1		
	总分					

抽签号：　　班级：　　学号：　　考生：　　$a=$　　考评员：　　日期：

> 考证必练

思政课堂

一、A1/A2 型题

1. 口腔铜绿假单胞菌感染的老年人应选用以下何种漱口液为宜？（　　）
A．1%～4%碳酸氢钠溶液　　B．0.1%醋酸溶液
C．0.9%氯化钠溶液　　D．1%～3%过氧化氢溶液
E．温开水

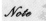

2. 张奶奶,61岁,再生障碍性贫血,医生查房时发现其口腔黏膜有散在瘀点,轻触出血,护士为其进行口腔护理时应特别注意(　　)。

　　A. 先取下义齿　　　　　　B. 夹紧棉球　　　　　　C. 动作轻柔

　　D. 禁忌漱口　　　　　　　E. 患处涂冰硼散

3. 陈爷爷,男,65岁,昏迷,护士在为其进行口腔护理时,下列错误的是(　　)。

　　A. 患者头转向一侧　　　　B. 止血钳夹紧棉球

　　C. 帮助患者漱口　　　　　D. 若有义齿,取下用牙刷清洁

　　E. 使用开口器协助患者张口

4. 不属于老年人口腔清洁观察要点的是(　　)。

　　A. 口腔黏膜有无溃疡、疱疹、出血、红肿等

　　B. 口腔有无口臭或特殊气味

　　C. 口唇有无干裂或出血

　　D. 口腔清洁的能力及习惯

　　E. 饮食习惯

5. 吕爷爷,67岁,肺叶大部切除术后并发伤口感染,近几日发现其口腔内有溃烂组织,为其进行口腔护理时,应选用何种漱口液?(　　)

　　A. 2%~3%硼酸溶液　　　　B. 生理盐水

　　C. 0.02%呋喃西林溶液　　 D. 1%~3%过氧化氢溶液

　　E. 1%~4%碳酸氢钠溶液

6. 为佩戴活动性义齿的老年人进行口腔护理时,下列做法正确的是(　　)。

　　A. 口腔护理结束后,取下活动性义齿,用温水冲洗干净

　　B. 先取下活动性义齿,用热水冲洗干净

　　C. 暂时不用的义齿,可浸于热水或酒精中

　　D. 暂时不用的义齿,可浸于清水中,每周更换一次清水

　　E. 活动性义齿应先取下,用凉开水冲洗干净

7. 某老年人的口腔溃疡怀疑因真菌感染引起,应为其选用的漱口液是(　　)。

　　A. 1%~3%过氧化氢溶液　　B. 复方硼酸溶液

　　C. 1%~4%碳酸氢钠溶液　　D. 生理盐水

　　E. 0.1%醋酸溶液

8. 为老年人进行口腔护理时,操作正确的是(　　)。

　　A. 漱口后观察口腔黏膜情况

　　B. 用弯止血钳夹紧过湿的棉球

　　C. 义齿取下后浸泡于酒精中

　　D. 口唇干裂涂西瓜霜

E. 口腔溃疡若有绿色分泌物可用1%～3%过氧化氢溶液漱口

二、A3/A4型题

(1～3题共用题干)

男,68岁,诊断脑梗死,意识清醒,生命体征平稳,左侧偏瘫,因进食时呛咳明显,给予鼻饲流质饮食。

1. 如果对该老年人进行口腔护理,选用哪种漱口液比较合适?(　　)

A. 生理盐水　　　　　　　　B. 复方硼酸溶液

C. 1%～4%碳酸氢钠溶液　　D. 1%～3%过氧化氢溶液

E. 0.1%醋酸溶液

2. 若数日后发现该老年人口腔黏膜上有散在白色斑点,应选用哪种漱口液?(　　)

A. 生理盐水　　　　　　　　B. 1%～4%碳酸氢钠溶液

C. 复方硼酸溶液　　　　　　D. 1%～3%过氧化氢溶液

E. 0.1%醋酸溶液

3. 若该老年人出现昏迷,为其进行口腔护理时,以下说法错误的是(　　)。

A. 禁忌漱口

B. 操作前后均应清点棉球

C. 棉球不可过湿,以不能挤出液体为宜

D. 张口器应从门齿放入

E. 护理动作应轻柔

答案:

一、1. B　2. C　3. C　4. E　5. D　6. E　7. C　8. A

二、1. A　2. B　3. D

任务二　更换衣服

完整的皮肤具有保护机体、调节体温、感受刺激、吸收、分泌及排泄的功能。维持皮肤清洁是保障人体健康的基本条件,及时更换衣服有助于保持老年人皮肤清洁、提高舒适度、预防感染、防止压疮及其他并发症的发生,同时可维护其自身形象,促进康复。但由于老年人身体机能衰退,自理能力下降,加上心脑血管意外、骨折等老年人常见疾病的发生易导致其出现生活不能完全自理的问题,所以无法自行更换衣服,从而导致皮肤屏障保护功能下降,容易发生皮肤受损及压疮现象。可见协助老年人更换衣服对保持

扫码看课件

老年人的皮肤健康非常重要,同时能提高其舒适度,因此更换衣服是老年人照护工作的重要组成部分,协助老年人更换衣服可以保持其皮肤清洁、预防感染,从而满足老年人的身心需要,提高其生活质量。

案例导入

王爷爷,75岁,退休工人,因脑梗死后遗症长期卧床,左侧偏瘫,生活不能完全自理,无法较好地表达自己的需求和意愿。今日查房时,照护人员发现老年人情绪烦躁、眼角有泪水,认真检查和询问后得知,因忘记上厕所导致尿液污染了衣服。

问题:按照照护计划,照护人员如何为老年人更换衣服?

【操作目的】

更换衣服的目的是保持老年人皮肤清洁、干燥,起到预防皮肤感染的作用,同时提高其舒适度。在更换衣服的过程中,通过评估身体皮肤的情况,可获得老年人病情动态变化的信息,为进一步诊治提供依据。

【操作程序】

扫码看视频

(一) 评估

评估老年人的年龄、病情、意识状态、心理合作程度、自理能力及配合程度;皮肤完整性及清洁度;有无皮肤发红及破损等情况。

(二) 准备

1. 照护人员准备 仪表端庄,着装整洁;修剪指甲,七步洗手法洗手,戴医用外科口罩。

2. 环境准备 调节室温在24 ℃以上,关闭门窗,注意保暖,拉上窗帘或使用屏风遮挡。

3. 老年人准备 了解更换衣服的目的、方法和配合要点,取舒适体位。

4. 用物准备

(1) 治疗车上层:治疗盘内备开襟上衣或套头上衣、裤子,酌情备脸盆(内盛温水,水温控制在43~45 ℃)、毛巾、润肤油;治疗盘外备执行单、手消毒液(图3-2)。

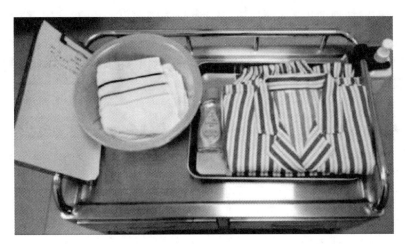

图 3-2　治疗车上层

(2) 治疗车下层：生活垃圾桶、医用垃圾桶(图 3-3)。

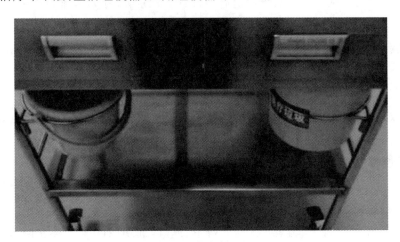

图 3-3　治疗车下层

(三) 实施

1. 更换开襟上衣

(1) 核对、解释：携用物至床旁，核对床号、姓名、腕带，向老年人解释操作目的、操作要点，以取得其配合。

(2) 脱衣服：掀开盖被，解开上衣纽扣，一手扶住老年人肩部，另一手扶住髋部，协助老年人翻身侧卧，脱去一侧衣袖。当老年人一侧肢体不灵活时，应卧于健侧，患侧在上，先脱患侧衣袖。

(3) 评估、清洁皮肤：评估皮肤是否污染，根据实际情况酌情清洗皮肤，擦干，抹润肤油。

(4) 穿衣服：取清洁开襟上衣穿好一侧(或患侧)的衣袖，将其余部分(清洁的和被更换的上衣)平整地披于老年人身下。

(5) 扣纽扣:协助老年人取平卧位,从老年人身下拉出清洁的和被更换的上衣,脱下被更换的上衣,穿好清洁上衣另一侧(或健侧),扣好纽扣。

(6) 整理衣服:拉平老年人上衣的衣身、衣袖,确保身下衣服无褶皱;整理衣领。

(7) 盖好盖被,整理床铺。

2. 更换套头上衣

(1) 核对、解释:携用物至床旁,核对床号、姓名、腕带,向老年人解释操作目的、操作要点,以取得其配合。

(2) 协助老年人取坐位。

(3) 脱衣服:将老年人套头上衣的下端向上拉至胸部,一手托起老年人头部,另一手从背后向前脱下衣身部分;随后一手扶住老年人肩部,另一手拉住近侧袖口,脱下一侧衣袖,同法脱下另一侧衣袖。

(4) 评估、清洁皮肤:评估皮肤是否污染,根据实际情况酌情清洗皮肤,擦干,抹润肤油。

(5) 套衣袖:辨别清洁套头上衣前后面,照护人员将一手从衣袖口处伸入至衣身开口处,握住老年人手腕,将衣袖套入老年人手臂,同法穿好另一侧。

(6) 套领口:一手托起老年人头部,另一手握住衣身背部的下口至领口部分,套入老年人头部。

(7) 整理衣服:将老年人套头上衣的衣身向下拉平,整理衣服至平整。

(8) 取舒适体位:协助老年人取舒适卧位,确保身下衣服平整无皱褶,盖好盖被,整理床铺。

3. 更换裤子

(1) 核对、解释:携用物至床旁,核对床号、姓名、腕带,向老年人解释操作目的、操作要点,以取得其配合。

(2) 将裤子脱至臀下:为老年人松开裤带、裤口。协助老年人身体左倾,将裤子右侧部分向下拉至臀下,再协助老年人身体右倾,将裤子左侧部分向下拉至臀下。

(3) 脱裤腿:嘱咐能配合的老年人屈膝,双手分别拉住老年人两侧裤腰部分向下脱至膝部;随后抬起一侧下肢,脱去一侧裤腿,用同样方法脱去另一侧裤腿。

(4) 评估、清洁皮肤:评估皮肤是否污染,根据实际情况酌情清洗皮肤,擦干,抹润肤油。

(5) 穿裤腿:取清洁裤子辨别正反面。左手从裤管口套入至裤腰开口,轻握老年人脚踝,右手将裤管向老年人大腿方向提拉;用同样方法穿上另一条裤管。

(6) 穿至臀部:照护人员双手分别拉住两侧裤腰部分向上提拉至老年人臀部。

(7) 穿至腰部:协助老年人身体左倾,将右侧裤腰部分向上拉至腰部,再协助老年人身体右倾,将裤子左侧部分向上拉至腰部;系好裤带、裤扣。

(8) 整理用物:撤去换下的衣裤,协助老年人盖好盖被,取舒适体位,整理床单位,清理用物,询问老年人感受,感谢其配合。

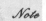

(9) 洗手、记录。

【操作注意事项】

(1) 操作应轻柔快捷,避免老年人受凉。
(2) 协助老年人翻身时,应注意老年人安全,必要时安装床挡。
(3) 穿脱裤子时不可硬拽,以免损伤老年人皮肤。
(4) 患有传染病老年人的用物,需按消毒隔离原则进行处理。

扫码看
思维导图

【操作风险点及评价系数】

序号	风险点描述	评价系数 α 值
1	未评估老年人年龄、病情、意识状态、皮肤情况、心理合作程度、自理能力或评估不全	未评估(一项未评估,$\alpha=0.6$;两项未评估,$\alpha=0.3$;两项以上未评估,$\alpha=0.2$)
2	操作中出现安全风险	(1) 未拉起床挡,$\alpha=0.2$ (2) 老年人坠床,$\alpha=0$
3	操作流程出现错误	(1) 未按七步洗手法洗手、未携带执行单、穿脱衣服时顺序弄反,$\alpha=0.4$ (2) 操作不流畅或流程缺失,$\alpha=0.3\sim0.4$
4	操作过程中存在沟通不当	(1) 沟通较为生硬,$\alpha=0.7$ (2) 全程无沟通,$\alpha=0.5$
5	操作中未体现良好的人文关怀	(1) 人文关怀较为生硬,$\alpha=0.7$ (2) 全程未体现人文关怀,$\alpha=0.5$
6	健康宣教不当	(1) 健康宣教不全,$\alpha=0.9$ (2) 全程无健康宣教,$\alpha=0.5$

【操作评分标准】

项目	操作标准	分值	扣分标准	配分	扣分	备注
素质要求 (2分)	(1) 考生仪表得体,表达清晰、自然大方	1	仪表不得体,表达不清晰、大方	1		
	(2) 考生着装整洁,修剪指甲,七步洗手法洗手,符合工作岗位要求	1	着装不符合要求、未洗手	1		

续表

项目	操作标准	分值	扣分标准	配分	扣分	备注
评估及准备要求（8分）	（1）关闭门窗、窗帘,室温调至24 ℃以上,光线充足	1	未评估	1		
	（2）老年人评估： ①核对老年人信息（床号、姓名、腕带） ②评估老年人年龄、病情、意识状态、心理合作程度、自理能力 ③评估老年人皮肤完整性及清洁度,有无皮肤发红及破损等问题	3	未评估 少评估一项	3 1		
	（3）用物准备： ①治疗车上层：治疗盘内备开襟上衣或套头上衣、裤子,酌情备脸盆（内盛温水）、毛巾、润肤油；治疗盘外备执行单、手消毒液 ②治疗车下层：生活垃圾桶、医用垃圾桶	4	未准备 每缺一项	4 1		
操作步骤（75分）	（1）七步洗手法洗手、戴医用外科口罩	4	一处不符合要求	4		
	（2）向老年人解释操作目的及注意事项,更衣时需要配合的动作,取得老年人的配合	4	未沟通	4		
	（3）清洗被污染的皮肤,擦干,抹润肤油	6	未清洗 未擦干 未抹润肤油	2 2 2		
	（4）更换开襟上衣：掀开盖被,解开上衣纽扣,协助老年人翻身侧卧,脱去一侧衣袖,脱旧穿新,穿时先穿一侧（或患侧）,拉平衣服并扣好纽扣	15	穿脱方法错误 出现拖、拽动作	5 10		
	（5）更换套头上衣：病情允许条件下可协助老年人取坐位,将套头上衣的下端向上拉至胸部,从背后向前脱下衣身部分后脱去衣袖；穿套头上衣时应先辨别前后再穿	15	穿脱方法错误 出现拖、拽动作	5 10		

续表

项目	操作标准	分值	扣分标准	配分	扣分	备注
操作步骤（75分）	（6）更换裤子：取坐位或平卧位，为老年人松开裤带、裤口，协助脱下裤子，换上清洁裤子，系好裤带、裤扣	15	穿脱错误 出现拖、拽动作	5 10		
	（7）协助老年人取合适的体位，盖好被子	5	未取合适体位 未盖好被子	3 2		
	（8）撤去用物，询问老年人感受，感谢其配合	5	未撤去用物 未询问感受	3 2		
	（9）洗手，记录更换衣服时间、老年人皮肤情况等	6	未洗手 未记录更换时间 未记录皮肤情况	2 2 2		
综合评价（15分）	（1）注意保护老年人安全，做好职业防护；沟通自然有效、充分体现人文关怀	3	未注意保护老年人和自身安全 人文关怀意识不强	2 1		
	（2）工作思维清晰，根据案例，照护措施全面正确	2	与案例脱节	2		
	（3）操作后评估老年人皮肤是否清洁，衣服是否干净、整齐，是否感觉舒适，有无其他需求，沟通是否有效	3	未评估 少评估一项	3 1		
	（4）用后物品处置符合消毒技术规范	2	不符合规范	2		
	（5）具备安全风险意识	2	不当操作，造成风险，视情节扣分	2		
	（6）操作流畅，全过程稳、准、轻、快、美观，符合操作原则；全程用时10 min,其中准备用物2 min,操作流程8 min	3	顺序颠倒、重复一次 物品掉地一件 时间每超过30 s	1 1 1		
	总分					

| 抽签号： | 班级： | 学号： | 考生： | α= | 考评员： | 日期： |

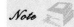

→ 考证必练

A1/A2 型试题

1. 为老年人更换套头上衣,病情允许的情况下应协助老年人取( )。
   A. 左侧卧位　　B. 右侧卧位　　C. 坐位　　D. 俯卧位　　E. 站立位

2. 关于老年人衣着的要求,正确的是( )。
   A. 尽量穿贴身衣服　　　　　　B. 漂亮美观最重要
   C. 只选纯棉材质的衣服　　　　D. 穿着上首先考虑冬季保暖,夏季凉爽
   E. 只选择开襟衣服

3. 老年人穿着的特点是( )。
   A. 实用、整洁、舒适、美观　　B. 美观、整洁、舒适、简洁
   C. 简洁、实用、舒适、时尚　　D. 简洁、整洁、舒适、美观
   E. 以上都不准确

4. 照护人员需掌握老年人穿着的四个特点,其中不包含( )。
   A. 为老年人选择及搭配衣物等相关知识
   B. 协助老年人购买及清洗衣物
   C. 协助老年人更换开襟衣服
   D. 协助老年人穿脱套头衣服
   E. 协助老年人更换裤子

5. 协助一侧肢体不灵活的老年人更换裤子时,应先脱( ),后脱( )。
   A. 健侧,患侧　　　　　　B. 患侧,健侧
   C. 近侧,远侧　　　　　　D. 远侧,近侧
   E. 根据老年人的意愿操作

6. 关于老年人袜子的选择,错误的是( )。
   A. 应选棉质袜子　　　　　　B. 选择松口袜子,以免影响血液循环
   C. 选择紧口袜子,以免袜子滑落　　D. 袜子应勤换洗
   E. 可根据老年人的意愿选择

7. 为老年人更换衣物前的准备中,错误的是( )。
   A. 关闭门窗、窗帘,保护老年人隐私
   B. 调节室温,避免受凉
   C. 评估老年人的意识状态与身体情况
   D. 做好沟通,取得配合
   E. 病情允许情况下,优先安置老年人取侧卧位

答案:

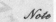
1. C　2. D　3. A　4. B　5. A　6. C　7. E

任务三　压疮基本知识、压疮预防护理技术

压疮是身体局部组织长期受压,血液循环受到阻碍,不能供给皮肤和皮下组织所需营养,以致局部组织失去正常功能而形成的溃烂和坏死,又称压力性溃疡。压疮多发于体质虚弱、长期卧床或脊髓损伤、慢性神经系统疾病(主要为脑血管疾病)、各种消耗性疾病的老年患者。若伴有低蛋白血症、大小便失禁、骨折、营养不良、维生素缺乏、吸烟等则压疮的发生率更高。

扫码看课件

【知识点】

(一)压疮的基本知识

1. 易发部位　无肌肉包裹或肌肉层较薄、缺乏脂肪组织保护又经常受压的骨隆突处。

(1)仰卧位:好发于枕骨粗隆、肩胛部、肘部、脊椎体隆突处、骶尾部、足跟。

(2)侧卧位:好发于耳部、肩峰、肘部、肋骨、髋部,膝关节的内、外侧及内、外踝部。

(3)俯卧位:好发于耳部、颊部、肩部、女性乳房、男性生殖器、髂嵴、膝部、脚趾。

2. 临床分期

(1)初期(可疑的深部组织损伤)——皮下软组织受到压力或剪切力的损害,局部皮肤完整但可出现颜色改变(如紫色或褐红色)或出现充血的水疱。与周围组织相比,受损区域的软组织可能出现疼痛、硬块、黏糊状渗出物、潮湿、发热或冰冷等现象。

(2)第一期压疮(淤血红润期)——出现红、肿、热、痛或麻木等现象,持续 30 min 不减退。骨隆突处皮肤伴有完整的压之不褪色的局限性红斑。深色皮肤可能无明显的苍白改变,但其颜色可能与周围组织不同。

(3)第二期压疮(炎性浸润期)——出现紫红、硬结、疼痛、水疱等现象。真皮部分缺失,表现为较浅的开放性溃疡,伴有粉红色的伤口床(创面),无腐肉,也可能表现为完整或破裂的血清性水疱。

(4)第三期压疮(浅度溃疡期)——表皮破损、溃疡形成。典型特征为全层皮肤组织缺失,皮下脂肪暴露,骨、肌腱、肌肉未外露,有腐肉存在,但组织缺失的深度不明确,可能包含潜行或(和)隧道。

(5)第四期压疮(坏死溃疡期)——溃疡侵入真皮下层、肌肉层、骨面,感染扩散,典型特征为全层组织缺失,伴有骨、肌腱或肌肉外露,伤口床的某些部位有腐肉或焦痂,常有潜行或(和)隧道。

(6) 无法分期的压疮——典型特征为全层组织缺失,溃疡底部有腐肉(黄色、黄褐色、灰色、绿色或褐色)覆盖或伤口床有焦痂(碳色、褐色或黑色)附着。

(二) 压疮的预防护理技术

(1) 定时翻身、解除压力是最简单有效的方法。翻身间隔时间一般为 1~2 h,压疮高危人群应每 30~60 min 翻身 1 次。翻身时切忌拖、拉、拽等动作,以防擦破皮肤。翻身后应在身体着力空隙处垫海绵或软枕,以增大身体着力面积,减轻骨隆突处的压力。受压的骨隆突处要用海绵或海绵圈垫空,避免压迫。

(2) 改善营养,摄入优质蛋白质,补充足够的维生素 C、维生素 A 和锌等对纠正负平衡非常重要,同时应鼓励患者多饮水。

(3) 免除不良刺激、勤洗皮肤、勤更换床单及做好排便功能训练,保持局部清洁。及时更换潮湿、脏污的被褥、衣裤和被分泌物浸湿的伤口敷料,床上不能有硬物、渣屑,床单不能有皱褶。注意保持皮肤清洁、干燥,避免大小便浸渍皮肤和伤口,定时用热毛巾擦身,清洗手脚,以促进皮肤血液循环。

(4) 中药预防:可采用艾叶 6 g、白芷 5 g、红花 5 g,煎水外擦,能有效预防压疮形成。

案例导入

张奶奶,72 岁,失能老年人,既往脑梗死后遗症左侧肢体偏瘫,长期卧床,左手屈曲、无法伸直,口齿不清。近期其家属因工作忙来探望张奶奶的次数减少,张奶奶情绪低落,不愿意配合照护人员的工作。照护人员需要定时协助张奶奶翻身,避免压疮形成。

问题:按照照护计划,照护人员如何为张奶奶进行压疮预防护理?

扫码看视频

【操作目的】

保持老年人皮肤清洁,使其感觉舒适,预防压疮等并发症的发生。

【操作程序】

(一) 评估

评估老年人的年龄、病情、意识状态、心理合作程度、自理能力、饮食、大小便、睡眠等;营养状况、局部皮肤情况、肌力、肢体活动度、躯体活动能力、全身状态,如有无水肿、大小便失禁等。

（二）准备

1. 照护人员准备 仪表端庄,着装整洁;修剪指甲,七步洗手法洗手,戴医用外科口罩。

2. 环境准备 关闭门窗、窗帘,保持室温 24～26 ℃,环境清洁、宽敞,光线明亮。

3. 用物准备

（1）治疗车上层:治疗盘内备软枕数个、脸盆（盛温水）、毛巾、翻身记录单、笔；治疗盘外备手消毒液等（图 3-4）。

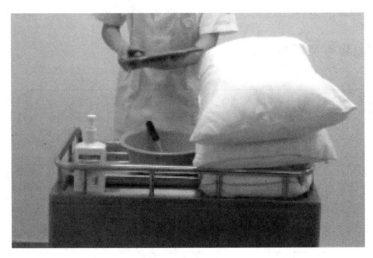

图 3-4 用物准备

（2）治疗车下层:生活垃圾桶、医用垃圾桶等。

（三）实施

1. 核对、解释 携用物至床旁,核对床号、姓名、腕带。向老年人解释操作目的及注意事项,翻身时需要配合的动作,以取得老年人的信任与配合。

2. 协助翻身 根据老年人身体状况,协助其取舒适体位,掀开被角,将老年人近侧手臂放于枕边,远侧手臂放于胸前。在盖被内将远侧下肢搭在近侧下肢上,照护人员双手扶住老年人的肩和髋部向近侧翻转,使老年人呈侧卧位。

3. 协助移位 双手环抱老年人的臀部移至床中线位置,使老年人面朝照护人员。在老年人胸前放置软枕,将老年人手臂搭于软枕上,小腿中部垫软枕,保持体位稳定、舒适。

4. 检查、清洁皮肤 检查背部皮肤。用温毛巾擦净背部、臀部汗渍,拉平衣服。

5. 整理用物 协助老年人取舒适体位,用软枕支撑其背部,盖好被子。整理床单位,清理用物,询问老年人感受,感谢其配合。

6. 洗手、记录 洗净双手,进行记录。记录内容包括翻身时间、体位、皮肤情况(有无潮湿、压红、压红消退时间,有无水疱、破溃、感染等),发现异常及时报告。

扫码看
思维导图

【操作注意事项】

(1) 对于不能进行有效沟通或沟通低效的老年人,应核对老年人的床号、床头卡姓名,查看翻身记录卡。

(2) 卧床老年人一般情况下应每 2 h 翻身 1 次,必要时每 30 min～1 h 翻身 1 次。

(3) 翻身时动作应轻柔、缓慢,以免引起老年人不适。

(4) 翻身时应将老年人抬起,避免拖、拉、拽等动作。

【操作风险点及评价系数】

序号	风险点描述	评价系数 α 值
1	操作前未评估,照护目的无法达成,存在安全隐患,发生安全事故	(1) 未评估(一项未评估,$\alpha=0.6$;两项未评估,$\alpha=0.3$;两项以上未评估,$\alpha=0.2$) (2) 未体验室内温度、未协助老年人取适宜体位、翻身速度过快,$\alpha=0.2$ (3) 未拉起床挡(可能导致老年人坠床),$\alpha=0.2$ (4) 发生安全事故,$\alpha=0$
2	操作中部分流程或项目缺失,未保护老年人隐私	(1) 操作过程不流畅,$\alpha=0.3\sim0.4$ (2) 操作中部分流程或项目有缺失,$\alpha=0.4$ (3) 老年人隐私未得到保护,$\alpha=0.3$ (4) 操作中部分流程不流畅,无缺项,$\alpha=0.5$
3	操作正确流畅,但无沟通	操作正确流畅,但无沟通,$\alpha=0.6$
4	操作正确流畅,过程中有一定的沟通	(1) 操作正确流畅,遵守照护礼仪,未出现沟通禁忌,但沟通方式较为生硬,$\alpha=0.7$ (2) 操作正确流畅,语言沟通自然,表现出认同和引导,$\alpha=0.8$
5	操作正确流畅,沟通自然,体现了良好的人文关怀	(1) 操作正确流畅,能够针对老年人的生理和心理特点进行自然的沟通,主动与老年人谈心,适时开展健康宣教,$\alpha=0.9$ (2) 操作正确流畅,沟通自然,体现了良好的人文关怀,如告知、保护隐私、认同、尊重、互动等,适时开展健康宣教,$\alpha=1.0$

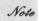

【操作评分标准】

项目	操作标准	分值	扣分标准	配分	扣分	备注
素质要求 （2分）	（1）考生仪表得体，表达清晰、自然大方	1	仪表不得体，表达不清晰、大方	1		
	（2）考生着装整洁，修剪指甲，符合工作岗位要求，清洗并温暖双手	1	着装不符合要求、未洗手	1		
评估及准备要求 （8分）	（1）关闭门窗、窗帘，室温控制在24～26 ℃，光线充足	2	室温不合适 未保护老年人隐私	1 1		
	（2）老年人评估： ①核对老年人信息（床号、姓名、腕带） ②评估老年人年龄、病情、意识状态、心理合作程度、自理能力 ③评估老年人营养状况、局部皮肤状况、躯体活动能力、全身状态，如有无水肿、大小便失禁等	3	未评估 少评估一项	3 1		
	（3）用物准备： ①治疗车上层：治疗盘内备软枕数个、脸盆（盛温水）、毛巾、翻身记录单、笔；治疗盘外备手消毒液等 ②治疗车下层：生活垃圾桶、医用垃圾桶等	3	未准备 每缺一项	3 1		
操作步骤 （75分）	（1）态度和蔼，询问老年人床号、姓名，了解其翻身情况	2	未核对	2		
	（2）再次向老年人解释操作目的及注意事项，翻身时需要配合的动作，以取得老年人的信任与配合	2	未沟通、解释	2		
	（3）根据老年人身体状况，协助其取舒适体位，掀开被角，将老年人近侧手臂放于枕边，远侧手臂放于胸前	6	未摆放体位 体位不舒适	6 3		

续表

项目	操作标准	分值	扣分标准	配分	扣分	备注
操作步骤 （75分）	（4）在盖被内将远侧下肢搭在近侧下肢上，考生双手扶住老年人的肩和髋部向近侧翻转，使老年人呈侧卧位	15	方法不当 出现拖、拉、拽等动作 未注意节力原则	5 5 5		
	（5）双手环抱老年人的臀部移至床中线位置，使老年人面朝考生	10	出现拖、拉、拽等动作 动作粗暴	5 5		
	（6）在老年人胸前放置软枕，将老年人手臂搭于软枕上，小腿中部垫软枕，保持体位稳定、舒适，检查老年人背部皮肤	15	未放置软枕 体位不稳定或不舒适 未检查背部皮肤	5 5 5		
	（7）用温毛巾擦净背部、臀部汗渍，拉平衣服。用软枕支撑背部，盖好被子	15	擦洗面积过小 擦洗力度过轻或过重 未拉平衣服 未用软枕支撑背部 未盖好被子	3 3 3 3 3		
	（8）整理床单位，清理用物，考生洗手	5	未整理床单位 未洗手	3 2		
	（9）记录翻身时间、体位、皮肤情况	5	未记录 记录不全	5 3		
综合评价 （15分）	（1）注意保护老年人安全，做好职业防护；沟通自然有效，充分体现人文关怀，老年人对所给予的解释和护理表示理解和满意	6	未注意保护老年人安全 人文关怀意识不强	3 3		
	（2）工作思维清晰，根据案例，照护措施全面正确	3	与案例脱节	3		
	（3）具备安全风险意识	3	造成风险	3		
	（4）操作规范、轻稳、安全，达到预期护理目标	3	操作不规范、未达预期要求	3		
总分						

抽签号：　　　班级：　　　学号：　　　考生：　　　α=　　　考评员：　　　日期：

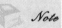

考证必练

一、A1/A2 型试题

1. 对老年人皮肤进行护理,以下做法错误的是(　　)。
   A. 用温水清洗皮肤,保持皮肤干燥
   B. 排便后及时清洗局部
   C. 清洗时应该选用碱性肥皂
   D. 清洗皮肤后可擦润肤油,预防皮肤干燥
   E. 对大小便失禁的老年人,清洗肛周后应涂油剂保护

2. 以下预防压疮的措施中正确的是(　　)。
   A. 给老年人勤翻身　　　　B. 保持老年人皮肤清洁
   C. 勤更换内衣及被服　　　D. 认真执行照护措施
   E. 以上都是

3. 卧床老年人最易出现的皮肤问题是(　　)。
   A. 瘙痒　　B. 感染　　C. 水肿　　D. 皮疹　　E. 压疮

4. 以下哪项为老年人压疮形成的高危因素?(　　)
   A. 消瘦或肥胖　　　　B. 昏迷或躁动　　　　C. 大小便失禁
   D. 皮肤水肿　　　　　E. 以上都是

5. 长期卧床的老年人,为防止压疮形成,于身体空隙处垫软枕的原因是(　　)。
   A. 减少压力,减少压强
   B. 架空受压部位
   C. 减少受力面积,减少压强
   D. 减少对皮肤的摩擦刺激
   E. 扩大受力面积,减少压强

6. 为预防压疮形成,以下鼓励老年人勤换内衣和被服的要求中错误的是(　　)。
   A. 老年人应选择宽松、柔软、棉质的内衣
   B. 内衣应每天更换
   C. 被服应每周更换
   D. 内衣及被服一旦潮湿,应立即更换
   E. 保持床单位清洁、干燥、平整

7. 预防压疮形成的观察要点是(　　)。
   A. 根据老年人不同的卧位,重点查看骨隆突处和受压部位皮肤情况
   B. 了解老年人皮肤营养状况
   C. 了解老年人肢体活动能力
   D. 了解老年人全身状态
   E. 以上都是

8. 卧床老年人,受压皮肤在解除压力(　　)后,压红不消退者,应缩短翻身时间。

A. 10 min　　B. 15 min　　C. 20 min　　D. 30 min　　E. 1 h

二、A3/A4 型试题

(1~2 题共用题干)

王奶奶,70 岁。生活不能完全自理,且患有严重的糖尿病,需长期卧床,照护人员在护理工作中应重点做好预防压疮的工作。

1. 导致压疮出现的原因为下列哪项?(　　)

A. 保持床单、被褥干净、平整、干燥

B. 定时翻身,避免局部组织长时间受压

C. 搬动老年人时可适当拖、拉

D. 控制老年人体重,防止难于搬动

E. 嘱咐老年人进食时勿将食物碎屑掉在床上

2. 处于坐位时,压疮最常发生的部位是(　　)。

A. 足跟部　　B. 肘部　　C. 肩峰部　　D. 坐骨结节　　E. 髋骨

答案:

一、1. C　2. E　3. A　4. E　5. E　6. B　7. E　8. D

二、1. C　2. D

任务四　床上擦浴

扫码看课件

皮肤是人体最大的器官,分为表皮、真皮和皮下组织三层,具有保护机体、调节体温、感受刺激、分泌、吸收、排泄等功能。完整的皮肤具有天然的屏障作用,可避免微生物入侵。皮肤的新陈代谢速度快,其代谢产物如皮脂、汗液及表皮碎屑等,能与外界细菌及尘埃结合形成污垢,黏附于皮肤表面。若皮肤得不到有效清洁,皮肤抵抗力下降后会出现各种感染。因此,照护人员应及时为老年人清洁身体,清除皮肤污垢,增强皮肤抵抗力,增强舒适感,预防感染发生。

案例导入

刘奶奶,70 岁,脑梗死,右侧偏瘫,长期卧床。照护人员会定期给刘奶奶进行床上擦浴,保持身体清洁,提高其舒适度。最近刘奶奶感觉自己皮肤干燥,又担心照护人员在擦浴时将其皮肤擦破,表现出焦虑和担忧的情绪。

问题:按照照护计划,照护人员如何为刘奶奶进行床上擦浴?

【操作目的】

床上擦浴的目的是清除皮肤污垢,保持皮肤清洁,增强皮肤抵抗力,增强舒适感,预防感染发生;通过对身体表面的擦洗和揉搓,促进血液循环,加快皮肤新陈代谢;维护老年人自我形象,增强自信。

【操作程序】

(一) 评估

评估老年人的身体状况、疾病情况及心理合作程度等,确定其是否适宜进行床上擦浴。

(二) 准备

1. **照护人员准备** 仪表端庄,着装整洁;修剪指甲,七步洗手法洗手,戴医用外科口罩。

2. **环境准备** 环境干净、整洁,关闭门窗,调节室温至22～26 ℃,必要时拉床帘或用屏风遮挡。

3. **用物准备**

(1) 治疗车上层:脸盆3个(分别用于身体、足部、会阴部)、毛巾3条(分别用于身体、足部、会阴部)、浴巾、乳胶手套、浴液、防水中单(或橡胶单)、水温计、清洁衣裤、指甲剪等(图3-5)。

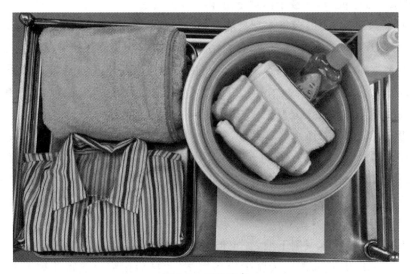

图3-5 用物准备

(2) 治疗车下层:暖瓶1个、污水桶1个等。

(三) 实施

1. 核对、解释 携用物至床旁,核对老年人信息并解释操作目的及注意事项,征得老年人同意。

2. 安置体位 协助老年人排便,予以平卧位,松开盖被。

3. 擦洗顺序

(1) 擦洗面、颈部:将浴巾平整覆盖于枕头及胸前被子上,测试水温,水温宜为40~45℃,将温湿毛巾折叠(毛巾折叠包裹可保持擦浴时毛巾温度)手套式包在右手上,左手扶住老年人头顶部,依次擦洗眼(洗眼由内眦洗向外眦,分别用毛巾四个角擦干)、额、鼻、鼻翼两侧至唇周、下颌、面颊、耳及耳后、颈部,注意耳后及颈部皱褶部位皮肤。

(2) 擦洗上肢:协助老年人脱去上衣,先脱近(健)侧,再脱远(患)侧。将浴巾移至近侧手臂下,半铺半盖,保持水温为40~45℃,将毛巾包手,涂上浴液(根据老年人情况和习惯使用浴液,使用浴液后需用同样方法擦净浴液),由前臂至上臂、腋窝擦拭,擦拭后用浴巾遮盖,洗净毛巾,用同样手法擦净手臂浴液,再用浴巾包裹手臂,边按揉边沾干水分(所有部位皮肤擦洗后均需沾干水分);同法擦拭另一侧手臂。将浴巾对折置于床边,置脸盆于浴巾上,协助老年人将手浸于脸盆中,洗净并擦干。浸泡可软化皮肤角质层,便于清除指缝和指甲下污垢,注意洗净手心和指缝污垢。

(3) 擦拭胸腹部:将被子向下折叠暴露胸部,浴巾遮盖胸腹部和手臂,毛巾清洗后包手,从左到右、由上而下顺时针擦拭老年人胸部,注意擦净女性乳房下垂部位。擦拭后用浴巾遮盖并沾干胸部皮肤的水分。将腹部浴巾向胸部反折,暴露老年人腹部,清洗毛巾后以脐为中心顺时针擦拭,由上而下擦拭腹部两侧。擦拭后用浴巾遮盖并沾干腹部皮肤的水分。盖好被子,从被子内撤下浴巾。

(4) 擦拭腰背部:协助老年人翻身侧卧,背向照护人员。将被子向上折起,暴露腰背部。浴巾对折开口朝外铺于腰背下,再将浴巾一侧向上反折遮盖腰背部。毛巾包手,打开浴巾,由腰骶部沿脊柱向上擦至肩颈部,再由下而上螺旋形擦拭老年人背部两侧。擦拭后用浴巾遮盖并沾干腰背部水分。协助老年人穿上清洁上衣,先穿远(患)侧,后穿近(健)侧。协助老年人平卧,盖好被子,撤下浴巾。

(5) 擦洗会阴部:更换水盆和毛巾,保持水温为40~45℃,协助老年人脱裤子。臀下垫橡胶单或防水中单,暴露近侧下肢和会阴部,及时用浴巾遮盖,以防受凉。戴上乳胶手套,用毛巾按顺序擦洗女性老年人阴阜、尿道口、阴道口、肛门。男性老年人擦洗顺序:尿道外口、阴茎、阴囊、腹股沟和肛门。清洗毛巾后再擦拭两侧腹股沟及臀部。撤去橡胶单或防水中单。

(6) 擦拭下肢:暴露一侧下肢,让下肢呈屈膝状,一手固定脚踝部,浴巾半铺半盖。毛巾包手,打开浴巾,由小腿向大腿螺旋形擦拭,擦拭后用浴巾遮盖并沾干下肢皮肤的水分。同法擦拭另一侧下肢。由远心端向近心端擦洗,可促进静脉回流,腘窝处污垢需特别注意擦洗。

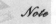

(7)清洗足部:更换水盆和毛巾,盛装40～45 ℃温水约半盆。打开被尾暴露双足,膝下置软垫支撑,足下铺橡胶单或防水中单。水盆放在橡胶单或防水中单上,将老年人双脚浸没在水中,揉搓清洗足底、足背、足跟、趾缝和脚踝皮肤,必要时涂擦浴液并清洗。用专用毛巾擦干足部,放于被子内。撤去水盆、橡胶单或防水中单,穿上裤子。

4. 整理用物　整理被子,协助老年人取舒适体位,拉起床挡,清理用物,收起床帘,开窗通风,询问感受,感谢配合。

5. 洗手、记录

【操作注意事项】

(1)注意调节水温,及时更换温水。

(2)擦浴过程中,身体暴露部位要及时遮盖,以防着凉。要注意保护伤口和引流管,观察老年人反应,如出现寒战、面色苍白等情况,应立即停止擦浴。

(3)每擦拭一个部位要清洗一次毛巾,操作时动作要迅速、轻柔,减少翻动次数,通常于15～30 min完成擦浴。

(4)清洗会阴、足部的水盆和毛巾要分开。

(5)根据季节和老年人习惯涂抹护肤油,对于患皮肤疾病的老年人需遵医嘱涂药。

扫码看
思维导图

【操作风险点及评价系数】

序号	风险点描述	评价系数α值
1	照护目的无法达成,存在安全隐患	(1)未评估(一项未评估,α=0.6;两项未评估,α=0.3;两项以上未评估,α=0.2) (2)未试水温,α=0.2
	操作中出现安全风险	(1)未拉起床挡,α=0.2 (2)老年人坠床,α=0
2	操作中部分流程或项目缺失,未保护老年人隐私	(1)操作中部分流程不流畅,但无缺项,α=0.5 (2)操作中部分流程或项目缺失,α=0.4 (3)操作不流畅,α=0.3～0.4 (4)未保护老年人隐私,α=0.3
3	操作过程中存在沟通不当	(1)全程无沟通,α=0.5 (2)遵守照护礼仪,未出现沟通禁忌,但沟通较为生硬,α=0.7 (3)语言沟通自然,有认同和指导,α=0.8

续表

序号	风险点描述	评价系数 α 值
4	操作中未体现良好的人文关怀	(1) 能针对老年人常见生理和心理特点进行沟通,主动与老年人沟通,适时开展健康宣教,$\alpha=0.9$ (2) 情景沟通中能尊重老年人,语调温柔,$\alpha=1.0$ (3) 全程未体现人文关怀,$\alpha=0.5$
5	穿脱衣服顺序不当	(1) 先穿远(患)侧,再穿近(健)侧,$\alpha=0.8$ (2) 先脱近(健)侧,再脱远(患)侧,$\alpha=0.8$

【操作评分标准】

项目	操作标准	分值	扣分标准	配分	扣分	备注
素质要求 (3分)	(1) 考生仪表得体,表达清晰、自然大方	1	仪表不得体,表达不清晰、大方	1		
	(2) 考生准备:着装整洁,修剪指甲,七步洗手法洗手,戴医用外科口罩,符合工作岗位要求	2	着装不符合要求、未洗手	2		
评估及准备要求 (12分)	(1) 评估环境:环境干净、整洁,关闭门窗,室温保持在22~26 ℃	1	未评估	1		
	(2) 老年人评估: ①核对老年人信息并解释操作目的及注意事项,征得老年人同意 ②评估老年人身体状况、疾病情况及心理合作程度,确定其是否适宜进行床上擦浴	3	未评估 少评估一项	3 1		
	(3) 用物准备: ①治疗车上层:脸盆3个(分别用于身体、足部、会阴部),毛巾3条(分别用于身体、足部、会阴部)、浴巾、乳胶手套、浴液、防水中单(或橡胶单)、水温计、清洁衣裤、指甲剪等 ②治疗车下层:暖瓶1个、污水桶1个等	8	未准备 每缺一项	8 1		

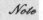

续表

项目	操作标准	分值	扣分标准	配分	扣分	备注
操作步骤 （60分）	（1）备齐用物至老年人床旁（如多人同住一室，必要时拉床帘或用屏风遮挡）；根据老年人习惯和季节调节水温	5	未保护隐私、水温未符合要求（每一项）	2		
	（2）安置体位：协助老年人排便，予以平卧位，松开盖被	5	未协助老年人取合适体位	5		
	（3）擦洗顺序和方法： ①面颈部：依次擦洗眼、额、鼻、鼻翼两侧至唇周、下颌、面颊、耳及耳后、颈部 ②上肢、胸腹部、腰背部、会阴部、下肢、双足	30	擦洗顺序不对（每一部位） 擦洗方法不对（每一部位）	3 2		
	（4）穿脱衣服顺序： ①先穿对（患）侧，后穿近（健）侧 ②先脱近（健）侧，再脱远（患）侧	10	脱衣顺序不对 穿衣顺序不对	5 5		
	（5）协助老年人取舒适体位，整理床单位，拉好床挡，清理用物，询问其感受，感谢其配合	8	未协助老年人取舒适体位 未整理床单位，未拉床挡 未清理用物 未询问老年人感受	2 2 2 2		
	（6）洗手、记录	2	未洗手、记录	2		
口述注意事项 （10分）	（1）注意调整水温，及时更换温水 （2）擦浴过程中，身体暴露部位要及时遮盖，以防着凉。注意观察老年人反应，如出现寒战、面色苍白等情况，应立即停止擦浴 （3）每擦拭一个部位要清洗一次毛巾，操作时动作要迅速、轻柔 （4）清洗会阴、足部的水盆和毛巾要分开 （5）根据季节和老年人习惯涂抹护肤油，对于患皮肤疾病的老年人应遵医嘱涂药	10	未试水温 未观察老年人反应 擦洗等动作粗鲁 水盆或毛巾未分开 未检查评估老年人皮肤情况	2 2 2 2 2		

续表

项目	操作标准	分值	扣分标准	配分	扣分	备注
综合评价（15分）	（1）人文关怀： ①注意保护老年人安全和进行职业防护 ②沟通有效，充分体现人文关怀	3	未注意保护老年人和自身安全 人文关怀意识不强	2 1		
	（2）工作思维清晰，根据案例，照护措施全面正确	2	与案例脱节	2		
	（3）操作后评估：老年人皮肤是否清洁、滋润，有无异味；老年人是否感到舒适；沟通是否有效，老年人有无其他需求	3	未评估 评估不全（少评估一项）	3 1		
	（4）具备安全风险意识	3	造成风险	3		
	（5）终末质量： ①全过程操作规范、轻稳、安全，达到预期目标 ②老年人对所给予的解释和护理表示理解和满意 ③操作时间：全程15～30 min	4	操作顺序颠倒、重复一次 老年人表示不理解或不满意 时间每超过1 min	1 2 1		
总分						

抽签号：　　班级：　　学号：　　考生：　　α＝　　考评员：　　日期：

> 考证必练

一、A1/A2 型题

1. 皮肤的功能不包括（　　）。
   A. 保护　　B. 吸收　　C. 分泌　　D. 清洁　　E. 排泄

2. 关于皮肤的描述，错误的是（　　）。
   A. 分为表皮、真皮、皮下组织三层　　B. 能避免微生物入侵
   C. 新陈代谢速度快　　D. 能调节体温
   E. 其代谢产物能杀灭部分细菌

3. 皮肤清洁观察要点不包括（　　）。
   A. 颜色　　B. 柔软度　　C. 血管分布　　D. 水肿　　E. 温度

4. 在帮助老年人擦洗时,以下顺序正确的是(　　)。

A. 两颊、鼻部、额部、耳后、颈部　　B. 额部、鼻部、两颊、耳后、颈部

C. 额部、两颊、耳后、鼻部、颈部　　D. 鼻部、两颊、颈部、耳后、额部

E. 鼻部、额部、两颊、耳后、颈部

5. 以下关于床上擦浴的描述,错误的是(　　)。

A. 多人同住一室时,应用屏风遮挡

B. 身体暴露部位要及时遮盖

C. 指甲过长应先修剪

D. 擦洗背部时,老年人取俯卧位

E. 注意擦净皮肤皱褶处

6. 以下关于床上擦浴的描述,正确的是(　　)。

A. 双眼内、外眦分别用毛巾四个角擦干

B. 为保护隐私,女性老年人乳房不要擦洗

C. 先擦远侧,后擦近侧

D. 擦洗下肢和双足使用同一条毛巾

E. 双脚同时浸泡于水中

7. 为左臂受伤的老年人穿、脱衣服的正确顺序是(　　)。

A. 先穿右肢,先脱右肢　　B. 先穿左肢,先脱右肢

C. 先穿左肢,先脱左肢　　D. 先穿右肢,先脱左肢

E. 以上都不是

8. 关于擦洗会阴部,以下说法错误的是(　　)。

A. 擦洗时保护隐私　　B. 应用专用盆

C. 应用专用毛巾　　D. 擦洗时应垫橡胶单和浴巾

E. 更换清洁衣裤后,撤去橡胶单和浴巾

9. 女性老年人擦洗会阴部的第一个部位是(　　)。

A. 阴阜　　B. 尿道口　　C. 阴道口　　D. 肛门　　E. 腹股沟

10. 男性老年人擦洗会阴部的第一个部位是(　　)。

A. 腹股沟　　B. 阴茎　　C. 阴囊　　D. 尿道外口　　E. 包皮

二、A3/A4型试题

(1~3题共用题干)

刘奶奶,70岁,因手抖生活不能自理,照护人员协助其进行床上擦浴。

1. 以下关于面部擦洗的描述不正确的是(　　)。

A. 额部由中间分别向两侧擦洗

B. 鼻部由上向下擦洗

C. 面颊由鼻唇、下颌向左右面颊擦洗

D. 颈部由对侧向近侧擦洗

E. 双眼擦洗内、外眦

2. 下列操作不正确的是(　　)。

A. 准备2个水盆,2条毛巾　　　B. 老年人平卧于床上

C. 擦洗手臂时由前臂向上臂　　　D. 擦洗腹部时由上向下

E. 擦洗下肢时由小腿向大腿

3. 协助老年人穿脱衣服的顺序正确的是(　　)。

A. 先穿近侧,先脱近侧　　　B. 先穿远侧,先脱近侧

C. 先穿远侧,先脱远侧　　　D. 先穿近侧,先脱远侧

E. 以上都不是

答案：

一、1. D　2. E　3. C　4. B　5. D　6. A　7. B　8. E　9. A　10. D

二、1. D　2. A　3. B

项目四 冷热应用

任务一 热疗法基本知识和湿热敷

扫码看课件

湿热敷是照护人员常用到的一种简便、实用的治疗疾病的方法,照护人员在操作过程中也需做到专业、谨慎,以免烫伤老年人。通过学习湿热敷的作用及禁忌,以及养成湿热敷过程中观察老年人反应的习惯,照护人员能熟练、安全地为有需要的老年人进行湿热敷操作,从而减轻老年人局部疼痛。

【知识点】

(一)目的

1. 促进炎症消散和限制炎症扩散 热疗使局部血管扩张,血液循环速度加快,促进组织中毒素、代谢物的排出;血量增多,白细胞数量增多、吞噬能力增强,新陈代谢加快,使机体局部或全身的免疫力和修复力增强。因而炎症早期用热疗法,可促进炎性渗出物吸收与消散,炎症后期用热疗法,可促进白细胞释放蛋白溶解酶,限制炎症扩散,适用于睑腺炎(麦粒肿)、乳腺炎等患者。

2. 减轻疼痛 热疗可降低痛觉神经兴奋性,又可改善血液循环,加速致痛物质排出,消除对神经末梢的刺激和压迫,从而减轻疼痛。热疗还可以使肌肉松弛,增强结缔组织伸展性,增加关节的活动范围,减轻肌肉痉挛、僵硬,关节强直所致的疼痛,适用于腰肌劳损、肾绞痛、胃肠痉挛等患者。

3. 减轻深部组织的充血 热疗使皮肤血管扩张,使平时大量呈闭锁状态的动静脉吻合支开放,皮肤血流量增多。全身循环血量重新分布,从而减轻深部组织的充血。

4. 保暖与舒适 热疗可使局部血管扩张,促进血液循环,将热量传递至全身,使体温升高,提高患者舒适度,适用于早产儿及年老体弱、危重、末梢循环不良患者。

(二) 禁忌

1. 未明确诊断的急性腹痛 热疗虽能减轻疼痛,但易掩盖病情真相,贻误诊断和治疗,有引发腹膜炎的风险。

2. 面部"危险三角区"的感染 该处血管丰富,面部静脉无静脉瓣,且与颅内海绵窦相通。热疗可使血管扩张,血流增多,导致细菌和毒素进入血液循环,促进炎症扩散,易造成颅内感染和败血症。

3. 各种脏器出血、出血性疾病 热疗可使局部血管扩张,增加脏器的血流量和血管通透性而加重出血。对于血液凝固障碍的患者,使用热疗会增加出血倾向。

4. 软组织损伤或扭伤的初期(48 h 内) 热疗可促进血液循环,加重皮下出血、肿胀、疼痛。

5. 其他

(1) 心、肝、肾功能不全者:大面积热疗使皮肤血管扩张,减少对内脏器官的血液供应,加重病情。

(2) 皮肤湿疹:热疗可加重皮肤受损,使患者增加痒感而感到不适。

(3) 急性炎症:如牙龈炎、中耳炎、结膜炎,热疗可使局部温度升高,有利于细菌繁殖,引起分泌物增多,从而加重病情。

(4) 孕妇:热疗可影响胎儿生长。

(5) 金属移植物部位、人工关节:金属具有良好的导热性,对金属移植物部位使用热疗易造成烫伤。

案例导入

李爷爷,80岁,公务员,脑梗死,左侧偏瘫,长期卧床,近几日右侧手臂出现红肿,内心焦虑和烦躁,觉得自己身体状况越来越差。

问题:按照照护计划,照护人员如何为李爷爷进行手臂红肿处湿热敷处理?

【操作目的】

湿热敷具有扩张血管、改善局部血液循环、促进局部新陈代谢的作用,有利于疾病的恢复;可以缓解肌肉痉挛、促进炎性渗出物及淤血的吸收;可以通过局部吸收药物,达到直接治疗疾病的目的。

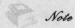

【操作程序】

（一）评估

评估老年人的身体、疾病状况,有无瘫痪、糖尿病、肾炎等导致血液循环不良或感觉不灵敏等问题。

（二）准备

1. **照护人员准备** 仪表端庄,着装整洁;修剪指甲,七步洗手法洗手,戴医用外科口罩。
2. **环境准备** 环境清洁、宽敞,光线明亮。
3. **老年人准备** 取坐位或卧位。
4. **用物准备** 水盆(内盛 50～60 ℃热水)、暖壶、毛巾 2 条、橡胶单、大毛巾、润肤油、水温计等(图 4-1)。

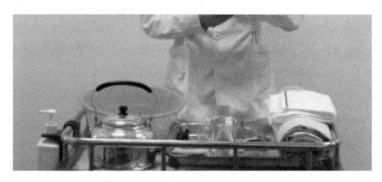

图 4-1 用物准备

（三）实施

1. **核对、解释** 携用物至床旁,核对床号、姓名、腕带,告知老年人给予一般性湿热敷可以缓解局部肌肉疼痛、肿胀,告知湿热敷过程,以取得老年人的配合。
2. **安置体位** 暴露老年人需要湿热敷的部位,铺好橡胶单、橡胶单上垫大毛巾。
3. **湿热敷** 将毛巾浸湿,再拧干,以不滴水为宜,摊开毛巾,在自己手腕掌侧测试温度,感觉温热而不烫时放于老年人需要湿热敷的部位,将干毛巾附在上面,以防散热太快。每 3～5 min 更换 1 次毛巾,水盆内随时添加热水,湿热敷 20～30 min(按医嘱操作)。湿热敷期间观察老年人局部皮肤有无发红、起水疱等情况。
4. **询问** 老年人有无不适。如果老年人感觉过热时可揭开毛巾一角放出热气。

扫码看
思维导图

5. 结束 用毛巾擦干局部皮肤,涂润肤油。整理好盖被。

6. 洗手、记录

【操作注意事项】

(1)因瘫痪、糖尿病、肾炎等导致血液循环不良或感觉不灵敏的老年人不能使用湿热敷,以免发生意外。

(2)严密观察湿热敷部位皮肤状况,防止烫伤。

(3)进行面部湿热敷的老年人,敷后30 min才能外出,以防受凉。

【操作风险点及评价系数】

序号	风险点描述	评价系数 α 值
1	照护目的无法达成,存在安全隐患	(1)未评估(一项未评估,$\alpha=0.6$;两项未评估,$\alpha=0.3$;两项以上未评估,$\alpha=0.2$) (2)未试水温,$\alpha=0.2$ (3)湿热敷部位错误,$\alpha=0.2$
	操作中出现安全风险、发生事故	(1)未拉起床挡(可能导致老年人坠床),$\alpha=0.2$ (2)发生安全事故,$\alpha=0$
2	操作中部分流程或项目缺失,未保护老年人隐私	(1)操作不流畅,$\alpha=0.3\sim0.4$ (2)操作中部分流程或项目缺失,$\alpha=0.4$ (3)未保护老年人隐私,$\alpha=0.3$ (4)操作中部分流程不流畅,但无缺项,$\alpha=0.5$
3	操作正确流畅,但无沟通	操作正确流畅,但无沟通,$\alpha=0.6$
4	操作正确流畅,过程中有一定的沟通	(1)操作正确流畅,遵守照护礼仪,未出现沟通禁忌,但沟通较为生硬,$\alpha=0.7$ (2)操作正确流畅,语言沟通自然,有认同和引导,$\alpha=0.8$
5	操作正确流畅,沟通自然,体现良好的人文关怀,如沟通、告知、保护隐私、接受融入、尊重、互动等	(1)操作正确流畅,能针对老年人常见生理和心理特点进行沟通,主动与老年人谈心,适时开展健康宣教,$\alpha=0.9$ (2)操作正确流畅,情景沟通中体现出对老年人的自尊、价值和需求的尊重,$\alpha=1.0$

【操作评分标准】

项目	操作标准	分值	扣分标准	配分	扣分	备注
评估沟通 （10分）	（1）评估环境：环境清洁、宽敞，光线明亮	3	少评估一项	1		
	（2）评估老年人：身体、疾病状况，局部皮肤状况	3	未评估 少评估一项	3 1		
	（3）考生态度和蔼，核对老年人床号、姓名、腕带，向老年人解释操作目的、方法及注意事项，取得老年人配合	4	未核对 未解释	2 2		
准备要求 （10分）	（1）考生准备：着装整洁，修剪指甲，七步洗手法洗手	3	着装不符合要求、未洗手	3		
	（2）老年人准备：取坐位或卧位	3	未协助老年人摆放体位	3		
	（3）用物准备：水盆（内盛50～60 ℃热水）暖瓶、毛巾2条、橡胶单、大毛巾、润肤油、水温计等	4	每缺少一项	1		
操作步骤 （60分）	（1）沟通：告知老年人给予一般性湿热敷可以缓解局部肌肉疼痛、肿胀，告知湿热敷过程，取得老年人的配合	6	沟通内容不全酌情扣分	6		
	（2）暴露老年人需要湿热敷的部位，铺好橡胶单、橡胶单上垫大毛巾	6	部位暴露不充分酌情扣分	6		
	（3）将毛巾浸湿，再拧干，以不滴水为宜，摊开毛巾，在自己手腕掌侧测试温度，感觉温热但不烫时放于老年人需要湿热敷的部位上，将干毛巾附在上面，以防散热太快	15	试温方法不妥酌情扣分	15		
	（4）询问老年人有无不适。如果老年人感觉过热时可揭开毛巾一角放出热气	12	未询问	12		
	（5）每3～5 min更换1次毛巾，水盆内随时添加热水，湿热敷20～30 min（按医嘱操作）。湿热敷期间观察老年人局部皮肤有无发红、起水疱等情况	13	未更换毛巾、添加热水 未观察皮肤情况	8 5		

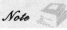

续表

项目	操作标准	分值	扣分标准	配分	扣分	备注
操作步骤 （60分）	（6）湿热敷完毕，用毛巾擦干局部皮肤，涂润肤油。整理好盖被	8	未擦干皮肤 未涂润肤油	4 4		
整理洗手 （5分）	（1）清理用物	2	未清理用物	2		
	（2）考生洗手	3	未洗手	3		
记录 （5分）	（1）做好过程的记录和操作后结果的记录	5	记录不全酌情扣分	5		
口述注意 事项 （5分）	①因瘫痪、糖尿病、肾炎等导致血液循环不良或感觉不灵敏的老年人不能使用湿热敷，以免发生意外 ②严密观察湿热敷部位皮肤状况，防止烫伤 ③对于面部湿热敷的老年人，敷后30 min才能外出，以防受凉	5	口述不全酌情扣分	5		
综合评价 （5分）	①老年人对所给予的解释和护理表示理解和满意 ②操作规范、轻稳、安全，达到预期目标 ③与老年人沟通体现人文关怀	5	老年人表示不理解或不满意 操作顺序颠倒、重复一次 未体现人文关怀	2 2 1		
总分						

抽签号：　　班级：　　学号：　　考生：　　α＝　　考评员：　　日期：

考证必练

A1/A2型题

1. 为老年人进行湿热敷时，下列哪项操作不妥？（　　）

　A. 湿热敷部位下垫橡胶单、治疗巾

　B. 热敷部位涂石蜡油防烫伤

　C. 拧干毛巾，以不滴水为宜

　D. 用手腕掌侧测试温度，以感觉温热但不烫为宜

　E. 每3～5 min更换一次毛巾

2. 为老年人进行湿热敷时，时间为（　　）。

　A. 1～5 min　　　　　　B. 5～10 min　　　　　　C. 10～20 min

D. 20～30 min E. 1～2 h

3. 以下能使用湿热敷的人群是(　　)。

A. 瘫痪者 B. 糖尿病患者

C. 肾炎患者 D. 急性炎症患者

E. 慢性腰颈痛患者

4. 以下不能使用湿热敷的人群是(　　)。

A. 慢性退行性膝关节炎患者 B. 肌肉疲劳患者

C. 肌肉痉挛患者 D. 急性炎症患者

E. 慢性腰颈痛患者

5. 以下湿热敷的操作方法不妥的是(　　)。

A. 湿热敷前局部涂抹凡士林

B. 局部若为伤口,应按无菌技术处理

C. 拧干湿热毛巾后直接敷于患处

D. 湿热毛巾敷于患处后,可适当加盖棉垫

E. 湿热毛巾每 3～5 min 更换一次,治疗时间为 15～20 min

6. 王爷爷,75岁,右外踝软组织损伤2天,局部青紫、肿胀。目前应采取的措施是(　　)。

A. 湿热敷 B. 冰袋冷敷 C. 红外线灯照射

D. 局部按摩 E. 早期功能锻炼

7. 对伤口局部进行湿热敷时,应注意(　　)。

A. 防止弄湿床单 B. 局部及周边涂抹凡士林

C. 水温要适宜 D. 严格进行无菌操作

E. 及时更换毛巾

8. 湿热敷操作时以下哪项操作不妥?(　　)

A. 局部涂抹凡士林 B. 盖上一层纱布

C. 拧干湿热毛巾用手背测试温度 D. 湿热毛巾敷于患处后,加盖棉垫

E. 湿热毛巾每 3～5 min 更换一次,治疗时间为 15～20 min

9. 湿热敷比干热敷的穿透力(　　)。

A. 相同 B. 强 C. 弱 D. 小 E. 慢

10. 以下局部湿热敷操作,不妥的是(　　)。

A. 湿热毛巾每 3～5 min 更换一次

B. 有创面的部位湿热敷后按换药法处理伤口

C. 湿热敷部位涂抹凡士林,涂抹面积等于湿热敷面积

D. 若为开放伤口,用物均需是无菌物品

E. 以毛巾不滴水为度

11. 不宜采用湿热敷的患者是(　　)。

A. 肺炎患者 B. 肠胀气患者
C. 下肢疖肿患者 D. 末梢循环不良患者
E. 膝关节扭伤早期患者

答案：
1. B 2. D 3. E 4. D 5. C 6. A 7. D 8. C 9. B 10. C 11. E

任务二　体温测量

扫码看课件

体温是指人体内部的温度。保持恒定的体温，是保证新陈代谢和生命活动正常进行的必要条件。体温是物质代谢转化为热能的产物。大脑和下丘脑体温调节中枢以及神经-体液调节系统的作用，使产热和散热保持动态平衡，故正常人的体温相对恒定。老年人新陈代谢较慢，免疫力也有所下降，体温相对正常人低，体温变化也比较明显，应随时观察体温变化。体温测量是照护人员对老年人进行体格检查、疾病诊断以及生命体征监测的重要操作，其准确性直接影响疾病的诊断、治疗和护理。及时、准确地测量体温在老年人的照护工作中非常重要，其能及时发现老年人的身体异常状况，给予相应的处理，这不仅能提高老年人的舒适度，而且有助于提高老年人疾病的救治速度。

【知识点】

（一）体温测量用具的选择

1. 玻璃水银体温计　玻璃水银体温计是最常见，也是测量最准确的体温计。它的上部是一根玻璃管，下端是一个玻璃泡，玻璃泡和玻璃管的下端装有纯净的水银，玻璃管上标有刻度。在测量体温时，玻璃泡和人体接触，水银受热膨胀，沿着玻璃管上升，水银温度和体温相等时停止上升，此时水银上升到的刻度即为体温。在玻璃泡和玻璃管之间有一段很细的缩口，当体温计离开人体后，水银冷却收缩，在缩口处断开，上升的水银退不回去，故仍能显示测量的体温。第二次使用时，需将水银甩至玻璃管下端。玻璃水银体温计容易摔碎，泄漏的水银容易污染环境且导致人体中毒。

根据测量体温部位的不同，玻璃水银体温计又分为口温计（身细头圆）、腋温计（身扁头细）和肛温计（身圆头粗）。

2. 数字电子体温计　数字电子体温计利用新型材料将温度变化转换成电信号，再通过电子电路处理，然后通过显示器以数字形式快速、准确地显示出体温。数字电子体温计可以同时测量腋温、肛温和口温，并且具有读取数字方便，测量时间短、精准度高，不易摔碎等特点，而且测温结束后会发出提示音，使用较为广泛。

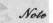

3. 红外线体温计　随着科技发展,人们采用红外线探测系统感受体温,制作出红外线体温计。红外线体温计分两种:耳温计(测量耳蜗温度)和额温计(测量前额温度)。红外线体温计能一键快速测量体温,操作简便,适用于不同年龄人群(婴儿、儿童、成年人),还能大屏显示温度、设置报警温度、储存数据等,目前在社会上广泛应用。

(二) 体温测量的方法

1. 口腔测温法　口腔测温法是将体温计消毒后,将其头端放入受检者舌下,3 min后取出并读数。口腔测温法适合无口鼻疾病、意识清醒、能够合作的老年人。有精神异常、昏迷、呼吸困难或口鼻疾病的老年人不宜使用口腔测温法。

2. 腋下测温法　腋下测温法需将受检者腋下汗液擦拭干净,然后将体温计置于腋下,夹紧上臂使其紧贴身体,5~10 min后取出并读数。腋下测温法是测量体温最常用的方法,适合昏迷及行口鼻手术、肛门手术的老年人。腋下出汗过多,有炎症、创伤,以及消瘦而不能夹紧体温计的老年人不宜使用腋下测温法。

3. 直肠测温法　直肠测温法需将体温计消毒润滑后,插入肛门3~4 cm,10 min后取出并读数。直肠测温法多用于昏迷和低体温的老年人。由于直肠测温容易刺激肛门,引起迷走神经兴奋,导致心动过速,故有直肠肛门疾病和做直肠肛门手术,有腹泻、心脏疾病的老年人不宜使用直肠测温法。

4. 耳温测量法　耳温测量法的操作步骤:按下耳温计电源开关,套上耳帽,看到显示屏提示测量信息后,将老年人耳朵往后上方拉,将感应头端伸至耳道,按下温度测量按钮,等待1 s后,显示屏显示温度。耳道阻塞的老年人不宜使用耳温测量法。

5. 额温测量法　额温测量法的操作步骤:一般将额温枪探头对准前额中部,距离3~5 cm进行测量,按下测量按钮后即可得到体温数据。

(三) 体温的正常值和影响因素

口腔温度(简称口温)正常值为36.3~37.2 ℃;腋下温度(简称腋温)正常值为36.0~37.0 ℃,比口腔温度低0.2~0.4 ℃;直肠温度(简称肛温)正常值为36.5~37.5 ℃,比口腔温度高0.3~0.5 ℃;耳温正常值为36.5~37.5 ℃;额温正常值为36.0~37.0 ℃。体温低于正常值范围属于低体温,超过正常值范围属于发热。以口腔温度举例,37.3~38.0 ℃属于低热,38.1~39.0 ℃属于中热,39.1~41.0 ℃属于高热,超过41.0 ℃属于超高热。

人的体温相对恒定,但也会受环境、衣物、年龄、性别、疾病、昼夜节律、情绪、运动、饮食的影响而出现波动。

1. 环境　老年人处于寒冷环境,体温会降低,进入温暖环境,体温可恢复正常。

2. 衣物　老年人新陈代谢较慢,需注意保暖,衣物过少会引起低体温,做好保暖工作,体温可恢复正常。

3. 年龄 老年人体温通常在正常范围低值,年龄越大,新陈代谢越慢,体温就越低。

4. 性别 女性体温略高于男性。

5. 疾病 甲状腺功能亢进会增大代谢速率,体温相对会升高;相反,甲状腺功能减退会引起体温降低。

6. 昼夜节律 体温一般在清晨起床前最低,晚餐左右最高。这种昼夜的节律性,引起的体温波动范围不超过1 ℃,跟人的代谢、活动、血液循环和内分泌有关。

7. 情绪 情绪激动、紧张会使交感神经兴奋,加快新陈代谢,使体温升高。

8. 运动 运动可以使骨骼肌紧张并强烈收缩,当产生的热量超过散发的热量时,体温会一过性升高。

9. 饮食 饥饿时体温相对较低,进食后体温相对较高,喝热水和热汤后体温明显升高。

案例导入

张爷爷,71岁,近期因上厕所不小心摔倒,导致右侧手臂骨折,医院给予治疗后回到养老机构,右手臂因有石膏绷带而导致生活受限。张爷爷觉得因为自己粗心导致自己受伤,给家人和照护人员带来麻烦,情绪低落。照护人员在查房时发现张爷爷面色潮红、呼吸急促,询问其是否有不适,张爷爷自述全身酸痛且怕冷。医嘱提示测体温 Q4h。

问题:按照照护计划,照护人员如何为张爷爷测量体温?

扫码看视频

【操作目的】

体温测量的目的是获得老年人体温动态变化信息,判断老年人有无体温异常,分析热型和伴随症状,可为进一步诊治和护理提供依据。

【操作程序】

(一)评估

评估环境是否安静、整洁,温湿度是否适宜;评估老年人身体状况,确定 30 min 内没有影响老年人实际体温的因素。

(二)准备

1. 照护人员准备 仪表端庄,着装整洁;修剪指甲,七步洗手法洗手,戴医用外科口罩。

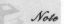

2. 老年人准备 在测量体温前避免喝热饮和冷饮、剧烈活动、情绪激动及洗澡,安静休息 30 min 以上。

3. 用物准备

(1) 治疗车上层:治疗车内备腋温计(盛放在垫有纱布的容器中)、带盖容器(内盛放配置好的消毒液)、干毛巾、体温记录单、记录笔和计时器;治疗车外备手消毒液等(图 4-2)。

(2) 治疗车下层:生活垃圾桶、医用垃圾桶等。

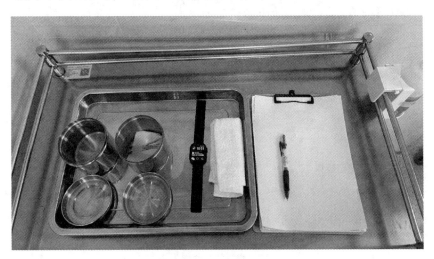

图 4-2 用物准备

(三) 实施

1. 核对、解释 携用物至床旁,核对床号、姓名、腕带,向老年人解释操作目的、操作要点,以取得配合。

2. 擦汗 解开老年人胸前衣扣,用干毛巾帮助其擦干腋下汗液。

3. 测量体温 将玻璃水银体温计水银端放在腋窝深处并紧贴皮肤,屈臂过胸,用上臂将体温计夹紧,必要时扶托老年人手臂,以免体温计脱位或掉落,测量时间为 10 min。

4. 结束 清理用物,体温计按要求消毒。

5. 洗手,记录 洗手,记录体温数值。

【操作注意事项】

(1) 甩体温计时注意勿触及他物,以防破碎。

(2) 发生体温计滑落或脱位,告知老年人保持原位,及时通知照护人员。须耐心寻找,避免体温计破碎误伤老年人。

(3) 一旦发现体温计破碎,水银外流,照护人员应立即采取安全的方法处理。

(4) 体温计按要求及时消毒。

扫码看
思维导图

【操作风险点及评价系数】

序号	风险点描述	评价系数α值
1	未评估环境温度、老年人意识状态、配合能力；未评估30 min内有无摄入过冷或过热食物、剧烈运动、洗澡	未评估(一项未评估,α=0.6;两项未评估,α=0.3;两项以上未评估,α=0.2)
2	操作中出现安全风险	(1) 未拉起床挡,α=0.2,老年人坠床,α=0 (2) 温度计甩破,α=0.3 (3) 体温计滑脱或破碎误伤老年人,α=0.3~0.5
3	操作中部分流程错误	(1) 操作前未按七步洗手法洗手、体温计消毒不规范,α=0.3 (2) 未擦干汗液、测量前体温计未甩至35℃以下,α=0.3 (3) 温度计放置位置、测量方法、时间不正确,α=0.3 (4) 体温计读取方法不正确,α=0.2
4	操作过程中存在沟通不当	(1) 全程无沟通,α=0.5 (2) 语言沟通较为生硬,导致老年人未能良好配合,α=0.7
5	操作中未体现良好的人文关怀,如尊重、保暖、保护隐私、健康宣教等	(1) 全程未体现人文关怀,α=0.5 (2) 未做好保暖工作或未保护隐私,α=0.3~0.5 (3) 健康宣教不足,α=0.5

【操作评分标准】

项目	内容	分值	扣分标准	配分	扣分	备注
评估沟通(10分)	(1) 评估环境:是否安静、整洁,温湿度是否适宜	3	未评估 少评估一项	3 1		
	(2) 评估老年人:身体状况,确定30 min内没有影响老年人实际体温的因素	3	未评估 少评估一项	3 1		
	(3) 考生态度和蔼,核对老年人床号、姓名、腕带,向老年人解释操作目的、方法及注意事项	4	未询问 未解释	2 2		

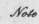

续表

项目	内容	分值	扣分标准	配分	扣分	备注
准备要求（10分）	（1）考生准备：着装整洁，修剪指甲、七步洗手法洗手，戴医用外科口罩	3	每缺一项	1		
	（2）老年人准备：在测量体温前避免喝热饮和冷饮、剧烈活动、情绪激动及洗澡，安静休息30 min以上	3	未准备 每缺一项	3 1		
	（3）物品准备： ①治疗车上层：治疗车内备腋温计（盛放在垫有纱布的容器中）、带盖容器（内盛放配置好的消毒液）、干毛巾、体温记录单、记录笔和计时器；治疗车外备手消毒液等 ②治疗车下层：生活垃圾桶、医用垃圾桶等	4	每缺一项	1		
操作步骤（60分）	（1）沟通：再次向老年人解释操作目的，取得老年人的配合	6	沟通不充分，酌情扣分	6		
	（2）检查体温计无破损，水银刻度在35 ℃以下	6	水银刻度未在35 ℃以下	6		
	（3）解开老年人胸前衣扣，用干毛巾帮助其擦干腋下汗液	15	未用干毛巾擦干腋下汗液，酌情扣分	15		
	（4）将玻璃水银体温计水银端放在腋窝深处并紧贴皮肤，屈臂过胸，用上臂将体温计夹紧，必要时扶托老年人手臂，以免体温计脱位或掉落，测量时间10 min	12	未夹紧体温计 时间未满10 min	8 4		
	（5）时间到，取出体温计，读取体温	13	未读取体温或读取方法不正确，酌情扣分	13		
	（6）测温完毕，帮助老年人系好衣扣	8	未帮助老年人系好衣扣，酌情扣分	8		
整理洗手（5分）	（1）清理用物，体温计按要求消毒	2	消毒不规范	2		
	（2）考生洗手	2	未洗手	3		

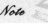

续表

项目	内容	分值	扣分标准	配分	扣分	备注
记录 (5分)	记录体温数值	5	记录不全,酌情扣分	5		
口述注意事项 (5分)	①甩体温计时注意勿触及他物,以防破碎 ②发生体温计滑落或脱位,告知老年人原位不动,并及时通知照护人员(考生)。照护人员(考生)应耐心寻找,避免体温计破碎误伤老年人 ③一旦发现体温计破碎,水银外流,照护人员(考生)应立即采取安全的方法处理 ④体温计按要求及时消毒	5	口述不全,酌情扣分	5		
综合评价 (5分)	①老年人对所给予的解释和护理表示理解和满意 ②操作规范、轻稳、安全,达到预期目标 ③与老年人沟通体现人文关怀	5	老年人表示不理解或不满意 操作顺序颠倒、重复一次 未体现人文关怀	2 2 1		
总分						

抽签号:　　班级:　　学号:　　考生:　　$a=$　　考评员:　　日期:

考证必练

A1/A2型题

1. 以下不宜行直肠测温的患者是(　　)。
   A. 精神异常者　　B. 昏迷者　　C. 患儿
   D. 腹泻者　　E. 下肢烧伤者

2. 下列哪种状况的患者需要休息30 min后方可经直肠测温?(　　)
   A. 进食、饮水后　　B. 蒸汽吸入后
   C. 面颊冷热敷后　　D. 腋下冰敷后
   E. 灌肠术后

3. 以下不适合行口腔测温的是(　　)。
   A. 老年人　　B. 消瘦者　　C. 婴幼儿　　D. 心肌梗死者　　E. 腹泻者

4. 正常直肠温度的波动范围是(　　)。
   A. 36.3~37.2 ℃　　B. 36.5~37.5 ℃
   C. 36.8~37.2 ℃　　D. 36.5~37.7 ℃

E. 36.0～37.0 ℃

5. 以口腔温度为标准,下列哪项发热程度属于高热?（　　）

A. 37.0～37.5 ℃　　　　　　B. 37.5～38.0 ℃

C. 38.1～39.0 ℃　　　　　　D. 39.1～41.0 ℃

E. 41 ℃以上

6. 适宜行直肠测温的患者是(　　)。

A. 直肠手术者　　　　　　B. 腹泻者

C. 心肌梗死者　　　　　　D. 肛门手术者

E. 口鼻手术者

7. 林女士,50岁。诊断为"痢疾"。护士测量体温时得知其5 min前饮用过开水,为此应(　　)。

A. 嘱其用冷开水漱口后再测量

B. 参照上次测量值记录

C. 改测直肠温度

D. 暂停测一次

E. 告知患者30 min后再测口腔温度

8. 江某,男,35岁。持续高热5天,精神萎靡,每晨9时测得口腔温度39.2 ℃左右,下午4时测得口腔温度39.8 ℃左右,发热程度属于(　　)。

A. 低热　　　B. 中等热　　　C. 高热　　　D. 超高热　　　E. 极高热

答案:

1. D　2. E　3. C　4. D　5. D　6. E　7. E　8. C

项目五

转运照护

扫码看课件

任务一 助行器的使用

助行器是帮助腿脚不便或下肢受伤者行走的器具,适用于身体比较虚弱的患者、老年患者、下肢骨折患者和单侧或双侧下肢无力的患者。老年人使用助行器既能稳身健步,减少并发症的发生,又能提高老年人的生活自理能力,改善生活质量,同时节省人力资源,减轻家人或照护人员的负担。助行器的使用也可改善老年人、特殊人群的心理状态,使其对生活充满信心。

【知识点】

(一)助行器的定义及主要功能

助行器又称助步器、步行支具,是一种通过器械支撑体重、保持平衡和行走的器具。主要功能是支撑体重和增强上肢伸肌肌力、辅助或代替患侧肢体功能。助行器能减少患肢负重,保持下肢稳定,适合腿脚不便的老年人、残疾人、下肢功能障碍(如偏瘫、截瘫、全髋关节置换术后)者等特殊人群使用。

(二)助行器的分类

根据工作原理和功能,助行器可以分为以下三类。
(1)无动力式助行器,如手杖、拐杖、腋杖、臂杖、移动式助行器。
(2)动力式助行器。
(3)功能性电刺激助行器。
老年人常用的助行器具主要包括手杖、拐杖、框架式步行器三种。

1.手杖 手杖又可分为单足手杖、多足手杖、多功能手杖、可调式手杖、带座椅手杖及盲人手杖等。其中单足手杖适用于上肢、腕和手有一定支撑能力的老年人。多足手杖包括三足手杖、四足手杖,其特点为支撑面较大且稳定。使用四足手杖时把手开口侧应向后,将四足在地面上构成的矩形平行靠近老年人身旁,但要注意在行走时与四足手杖不要距离过近,以免老年人靠在手杖上,也不要距离太远,以免手杖负重向内侧倾倒(图 5-1)。

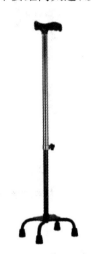

图 5-1　四足手杖

2. 拐杖　拐杖是指利用前臂或肘关节扶持帮助行走的工具。拐杖可分为普通木拐杖、前臂杖、折叠式拐杖、腋杖、平台杖。前臂杖又叫洛式杖,可单用也可双用,用于腕部和手不能承重、前臂力量较弱但又不必使用腋杖者;腋杖稳定,用于截瘫或下肢外伤严重者,包括固定式和可调式(图 5-2);平台杖又称类风湿杖,主要将前臂固定在平台式前臂托上,用于关节严重损害的老年人或手有严重损伤不能负重者,由前臂负重。

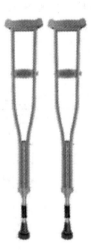

图 5-2　腋杖

3. 框架式步行器　框架式步行器支撑力强,便于老年人站立和行走,其支撑面积大,稳定性好。常见的框架式步行器有两轮式、三轮式、四轮式。使用时老年人框架开口向后,两手扶握左右两侧,于框架中站立行走(图 5-3)。

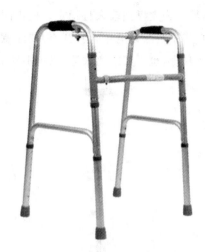

图 5-3　框架式步行器

（三）助行器的使用方法

1. 检查助行器　检查助行器是否完好,把手有无松动,助行器与地面接触的橡胶垫是否牢固,可调节高度的助行器的调节卡口是否锁紧等。

2. 高度选择

（1）手杖高度:老年人站立时,肘关节屈曲 15°～30°,腕关节背伸,小趾前外侧 15 cm 处到背伸手掌面的距离为手杖的适宜高度。站立困难时可以取仰卧位测量。

（2）腋杖高度:身高减 41 cm 的长度为腋杖高度,站立时大转子的高度为把手的位置(图 5-4)。

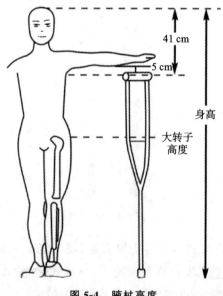

图 5-4　腋杖高度

(3) 框架式步行器高度:老年人直立,肘关节屈曲 15°～30°时手的高度即为框架式步行器把手的高度(图 5-5)。

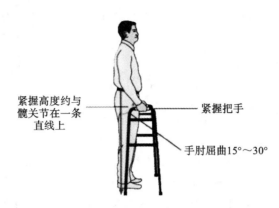

图 5-5　框架式步行器高度

3. 助行器常用步态　包括四点步态法、三点步态法、二点步态法、摇摆步态法、上下阶梯法。以拐杖为例进行介绍。

(1) 四点步态法:适用于下肢无法支撑体重,但上肢能使用拐杖,而髋能甩动双腿者。

患者站立时,右拐向前移动,体重分布在双下肢与左拐;左下肢向前迈进,左拐向前移动,体重分布在双下肢与右拐,然后迈出右下肢。

(2) 三点步态法:适用于单侧下肢无法支撑体重者。

指导患者将体重分布在健侧下肢,移动双拐与患侧下肢;将体重均衡地分布于双拐上,然后迈动健肢。

(3) 二点步态法:适用于下肢无法支撑体重者。由于步态速度较快,仅与地面有两点接触,因此二点步态法适用于肌肉协调好、臂力强,具备很好平衡力者。

患者以右拐和左下肢支撑体重,左拐和右下肢向前跨出约 20 cm,将体重置于左拐和右下肢,再将右拐及左下肢向前迈步。

(4) 摇摆步态法:适用于下肢麻痹者需快速走动时。

患者体重由双拐支撑,双拐向前移动,手臂用力撑起身体,移动至拐杖前,循环上述步骤。

(5) 上下阶梯法:患者体重由双拐支撑,健侧下肢先上阶梯;以健侧下肢支撑体重,将双拐和患侧下肢同时迈上阶梯;下阶梯时体重仍由双拐支撑,将双拐和患侧下肢先下阶梯;利用双拐支撑体重,再将健侧下肢踏下阶梯。

4. 正确使用助行器的方法　以框架式步行器为例进行介绍。

(1) 正确握扶助行器:①放松肩膀。②正确摆放助行器。③紧握助行器两旁的把手。④保持正立姿势。

(2) 正确的起立方法:①将助行器放于正前方。②健侧手放在助行器两旁的把手上。③患侧手按在椅面。④臀部向前移。⑤双膝微屈。⑥重心倾向前然后起立。

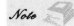

(3) 正确坐下方法：①慢慢后移，直至双下肢接触椅边。②患侧手按着椅边慢慢坐下。

(4) 正确步行顺序：提起助行器放在一臂处，然后患侧下肢向前迈出，接着健侧下肢迈出，与患侧下肢在同一直线上。此步行方式适用于体弱、平衡功能差及脑梗死患者的早期步态训练。

案例导入

李爷爷，72岁，高血压病史20年，脑梗死后右侧肢体偏瘫，经过康复治疗后，右侧上肢功能恢复较好，下肢功能仍存在一定的障碍，医生建议李爷爷借用助行器行走。入住养老机构后，李爷爷因感到孤独而情绪低落，不愿意外出，今天天气晴朗，照护人员想协助李爷爷使用助行器到户外活动。

问题：按照照护计划，照护人员如何协助李爷爷使用助行器到户外活动？

【操作目的】

使用助行器的目的是帮助老年人或下肢功能受损者，借助助行器站立和行走，以减少并发症的发生，提高老年人的生活自理能力，改善其生活质量，同时节省人力资源，减少其家人或照护人员的负担，还能帮助改善老年人、特殊人群的心理状态，使其对生活充满信心。

【操作程序】

扫码看视频

（一）评估

核对老年人信息；评估老年人的年龄、病情、意识状态、自理能力、配合程度等；评估老年人肢体活动情况、肌肉有无萎缩、关节有无僵硬、皮肤情况等；了解老年人过往使用助行器的情况、活动能力和时间等；告知老年人使用助行器的目的、方法、注意事项及配合要点。

（二）准备

1. 照护人员准备 仪表端庄，着装整洁，修剪指甲，七步洗手法洗手，戴医用外科口罩。

2. 环境准备 环境清洁、宽敞，光线明亮，无障碍物，地面平坦、无积水。

3. 用物准备 可调节助行器（手杖、拐杖或框架式步行器（图5-6））、保护腰带。

4. 老年人准备 老年人穿合适衣裤、防滑鞋，排空大小便，坐在椅子上。

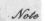

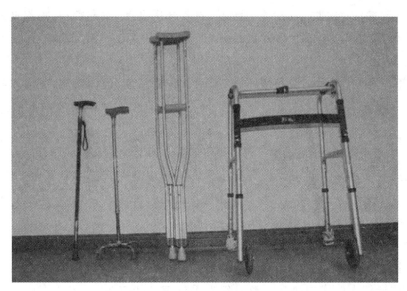

图 5-6 助行器

(三) 实施

1. 核对、解释 携用物至老年人身旁,再次核对床号、姓名、腕带,向老年人解释操作目的、操作要点,以取得配合。

2. 检查 检查助行器脚垫是否完好,调节按钮是否完好,把手是否完好,框架是否牢固。

3. 准备 使用前教老年人调节助行器至合适高度的方法。

4. 讲解演示

(1) 三点步态法(手杖):先伸出手杖,再迈出患侧下肢,再迈出健侧下肢,健侧下肢落地后足尖不要超过患侧下肢的足尖。患侧下肢努力做到抬腿迈步,避免拖、拉。

(2) 二点步态法(手杖):伸出手杖同时抬腿迈出患侧下肢,再迈出健侧下肢。

(3) 上阶梯法(手杖):面向阶梯站立,健侧下肢先迈上一级台阶,身体重心稍前移,保持平衡,再将手杖移至同一级阶梯,然后患侧下肢迈至同一级阶梯。

(4) 下阶梯法(手杖):面向阶梯站立,先将手杖移至下一级阶梯,然后患侧下肢迈至同一级阶梯,身体重心稍后移,保持平衡,最后健侧下肢迈至同一级阶梯。

(5) 四点步态法(拐杖):双拐置于腋下,调节合适高度,先移动右侧拐杖向前,接着迈左侧下肢,然后移动左侧拐杖向前,最后迈右侧下肢。

(6) 三点步态法(拐杖):双拐置于腋下,调节合适高度,先将两侧拐杖同时前移,然后迈出患侧下肢,最后迈出健侧下肢。

(7) 二点步态法(拐杖):双拐置于腋下,调节合适高度,将右侧拐杖与左侧下肢同时向前移动,然后左侧拐杖与右侧下肢再向前移动。

(8)上阶梯法(拐杖):双拐置于腋下,调节合适高度,面向阶梯,先将健侧下肢迈上一级阶梯,使身体重心上移并保持稳定,然后再移动双拐和患侧下肢到同一级阶梯。

(9)下阶梯法(拐杖):双拐置于腋下,调节合适高度,面向阶梯,先将双拐和患侧下肢移下一级阶梯,使身体重心下移并保持稳定,然后再移动健侧下肢到同一级阶梯。

(10)四点步态法(框架式步行器):先将健侧步行器向前移动一步(20~30 cm),随后迈出患侧下肢,接着向前移动患侧步行器,最后迈出健侧下肢,按此顺序交替前行。

(11)三点步态法(框架式步行器):先将步行器向前移动一步(20~30 cm),然后迈出患侧下肢,站稳后再迈出健侧下肢。

5. 保护行走练习 为老年人系好保护腰带。

(1)手杖:照护人员站在老年人患侧保护,一只手托住老年人患侧手臂,另一只手从背后抓住老年人的保护腰带。教老年人手杖三点步态法、二点步态法及上下阶梯法。行走过程中观察有无障碍物并及时清理;观察老年人行走的稳定性,有无异常表现。

(2)拐杖:老年人站立时,双拐并在一起,立于患侧,一只手握住拐杖把手,另一只手按住椅子扶手或床面,双手用力将身体撑起依靠健侧下肢完成站立,将一支拐杖交于健侧手中,双拐平行放置于身体前方开始行走。老年人行走时,尤其是重心转移时,着力点应在把手处,而不是靠腋窝支撑,以避免伤及臂丛神经。老年人行走时,肘关节弯曲20°~30°,以利于手臂的施力。观察并嘱咐老年人行走时,腋垫抵在侧胸壁上,拐杖与躯干侧面成15°角。观察并嘱咐老年人行走时应目视前方而不是看地面。观察老年人有无劳累感,询问感受,如果出现疲乏应立即休息。循序渐进地增加行走的距离。

①四点步态法:适用于骨盆上提功能较好、双下肢运动功能障碍者。先向前移动患侧拐杖,再迈出健侧下肢,然后移动健侧拐杖,最后迈出患侧下肢,如此反复进行。

②三点步态法:适用于患侧下肢不能负重者。两侧拐杖一同向前,然后患侧下肢向前迈出,最后健侧下肢向前跟上患侧下肢,如此反复进行。

③二点步态法:向前移动患侧拐杖的同时迈出健侧下肢,向前移动健侧拐杖的同时迈出患侧下肢,如此反复进行。

④坐下:老年人想要坐下时,将双拐并在一起,立于患侧,一只手抓住拐杖把手,另一只手按住椅子扶手或床面,健侧下肢用力,重心下移,同时患侧下肢不要碰触地面。

⑤上阶梯:老年人将身体靠近阶梯,双臂用力撑住双拐,健侧下肢迈到台阶上,健侧下肢用力伸直,身体稍向前倾,同时将患侧下肢和双拐带到台阶上,重复上述动作,迈向上一级阶梯。

⑥下阶梯:下阶梯时,先把双拐平行放在下一级阶梯上,将患侧下肢前移,双臂用力

撑起,健侧下肢屈曲移到下一级阶梯,呈站立位,再将双拐下移,重复上述动作,迈向下一级阶梯。

(3)框架式步行器:老年人坐在椅子上,照护人员将步行器置于老年人身前,协助老年人站起,老年人站立在框架式步行器中,左右两边被包围,照护人员站在老年人身后保护。

①四点步态法(适用于双下肢步行功能障碍者):将步行器装置调至交替向前扭动前行(康复训练初期),指导老年人将健侧步行器向前挪动一步(25～30 cm),患侧下肢抬高后迈出,落在步行器两后腿连线水平附近,再将患侧步行器向前挪动一步,迈出健侧下肢。重复上述步骤前进。

②三点步态法(适用于单侧下肢步行功能障碍者):将步行器装置调至框架结构,不能扭动,可挪行或推行,指导老年人双手提起(挪动)步行器向前,放置在一步远(25～30 cm)的位置,双手支撑握住把手,患侧下肢向前迈出,重心前移,健侧下肢向前跟上与患侧下肢在同一水平线上,循环前行。

6. 结束 操作完毕,照护人员协助老年人回到床上休息,询问老年人的感受,并对老年人进行妥当的安置,感谢其配合。

7. 归置、整理用物

8. 洗手,记录 洗手,记录老年人行走过程及结果,签名。

扫码看
思维导图

【操作注意事项】

(1)迈步时不要过于靠近助行器,否则会有向后跌倒的风险。

(2)行走时助行器不要离老年人太远,否则会扰乱平衡,使助行器的底部不能牢固地支撑在地面上。

(3)上、下肢衰弱、不协调或上、下肢均受累而不能通过腕、手负重的老年人不宜使用助行器。

(4)老年人行走时,患侧下肢努力做到抬腿迈步,避免拖、拉。

(5)行走过程中,保障老年人安全,避免跌倒。

(6)观察老年人有无劳累,询问其感受,如果出现疲乏,立即休息。

(7)行走中避免拉、拽老年人胳膊,以免造成跌倒,导致骨折。

(8)循序渐进地增加行走的距离。

(9)保证周围环境安全,光线明亮,地面平整、干燥;穿合适的衣裤及防滑的鞋子,不穿拖鞋。

(10)框架式步行器不适合上下阶梯时使用。

(11)使用拐杖时切记双手握住拐杖把手来支撑体重,不用腋窝顶在拐杖上,因腋窝处有重要的臂丛神经,以免受压损伤。

【操作风险点及评价系数】

序号	风险点描述	评价系数 α 值
1	未评估老年人年龄、病情、意识状态、心理合作程度、自理能力或评估不全	未评估（一项未评估,$\alpha=0.6$;两项未评估,$\alpha=0.3$;两项以上未评估,$\alpha=0.2$）
	照护目的无法达成,存在安全隐患	未检查助行器,$\alpha=0.2$
	操作中出现安全风险、发生事故	(1) 未系安全带,老年人发生跌倒,$\alpha=0.2$ (2) 发生安全事故,$\alpha=0$
2	操作中部分流程或项目缺失,未保护隐私	(1) 操作不流畅,$\alpha=0.3\sim0.4$ (2) 操作中部分流程或项目缺失,$\alpha=0.4$ (3) 未保护隐私,$\alpha=0.3$ (4) 操作中部分流程不流畅,无缺项,$\alpha=0.5$
3	操作过程中沟通不当	(1) 沟通较为生硬,$\alpha=0.7$ (2) 全程无沟通,$\alpha=0.5$
4	操作中未体现良好的人文关怀	(1) 人文关怀较为生硬,$\alpha=0.7$ (2) 全程未体现人文关怀,$\alpha=0.5$
5	健康宣教不当	(1) 健康宣教不全,$\alpha=0.9$ (2) 无健康宣教,$\alpha=0.5$

【操作评分标准】

项目	操作标准	分值	扣分标准	配分	扣分	备注
素质要求 (2分)	(1) 考生仪表得体,表达清晰、自然大方	1	仪表不得体,表达不清晰、大方	1		
	(2) 考生准备:着装整洁,修剪指甲,七步洗手法洗手,符合工作岗位要求	1	着装不符合要求或未洗手	1		

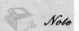

续表

项目	操作标准	分值	扣分标准	配分	扣分	备注
评估及准备要求（8分）	（1）环境准备：环境清洁、宽敞，光线充足	1	未评估	1		
	（2）老年人评估： ①了解老年人一般情况、活动情况、疾病诊断 ②有无行走的意愿，身体状况是否允许，是否穿合适的衣裤及防滑的鞋子	3	未评估 少评估一项 未穿防滑鞋	3 1 2		
	（3）物品准备：合适的手杖、拐杖、框架式步行器，保护腰带	4	未准备 缺少一项	4 1		
操作步骤（75分）	（1）沟通：再次向老年人解释操作目的，取得老年人的配合	4	未解释 解释不全	4 2		
	（2）检查助行器脚垫是否完好、调节按钮是否完好，把手是否完好	8	每少检查一项	2		
	（3）演示使用方法：演示三点步态法（手杖）、二点步态法（手杖）、上下阶梯法（手杖）、四点步态法（拐杖）、三点步态法（拐杖）、二点步态法（拐杖）、上下阶梯法（拐杖）、四点步态法（框架式步行器）、三点步态法（框架式步行器），讲解操作注意事项等	25	每少演示一个方法 演示不规范 未讲解注意事项	5 10 5		
	（4）保护行走练习：搀扶老年人站起，调好助行器高度，扶住老年人保护腰带保护其行走，行走时在老年人患侧，告知老年人目视前方	20	未系保护腰带 未调节高度 老年人发生跌倒 站位错误 未告知目视前方	5 3 8 2 2		
	（5）行走过程中注意老年人的反应	6	未观察老年人反应	6		
	（6）操作完毕，给老年人安置合适的体位	5	体位不舒适	5		
	（7）整理用物、洗手	2	未整理 未洗手	1 1		
	（8）记录老年人行走过程及结果	5	未记录 记录少一项	5 1		

续表

项目	操作标准	分值	扣分标准	配分	扣分	备注
综合评价（15 分）	(1) 口述注意事项： ①老年人行走时,患侧下肢努力做到抬腿迈步,避免拖、拉 ②行走过程中,保障老年人安全,避免跌倒 ③观察老年人有无劳累,询问其感受,如果出现疲乏,立即休息 ④行走过程中避免拉、拽老年人胳膊,以免造成跌倒和骨折 ⑤循序渐进地增加行走的距离	5	未口述注意事项 口述不全,每少一点	5 1		
	(2) 人文关怀： ①注意保护老年人安全和职业防护 ②沟通有效、充分体现人文关怀	3	未注意保护老年人和自身安全 人文关怀意识不强	2 1		
	(3) 老年人对所给予的解释和护理表示理解和满意	2	老年人表示不理解或不满意	2		
	(4) 操作规范、轻稳、安全,达到预期目标	3	动作不熟练 操作不规范	2 1		
	(5) 具备安全风险意识	2	不当操作,造成风险,酌情扣分	2		
	总分					

抽签号：　　班级：　　学号：　　考生：　　α=　　考评员：　　日期：

 考证必练

一、A1/A2 型题

1. 将以下内容按照拐杖四点步态法使用步骤进行排序：①移动健侧拐杖,②移动患侧拐杖,③迈出健侧下肢,④迈出患侧下肢,正确的是(　　)。

　　A. ①②③④　　　　　　　　B. ②③①④
　　C. ①③②④　　　　　　　　D. ②①③④
　　E. ②④③①

2. 下列关于交替式助行器的描述哪项正确?（　　）

A. 适用于 T4 以下完全性脊髓损伤的老年人

B. 适用于 T4 以上完全性脊髓损伤的老年人

C. 适用于截肢的老年人

D. 适用于髋关节置换术后的老年人

E. 适用于盲人

3. 照护人员在老年人使用手杖时应（　　）。

A. 和老年人玩耍　　　　　　B. 不予理睬

C. 在老年人身体的任意一侧　　D. 在老年人健侧

E. 在老年人患侧

4. 下列关于单足手杖的描述正确的是（　　）。

A. 相较于其他手杖支撑面积较广　B. 适用于握力不好的老年人

C. 适用于上肢支撑力强的老年人　D. 可以提高老年人的认知能力

E. 适用于高位脊髓损伤的老年人

5. 使用手杖上阶梯的正确方法是（　　）。

A. 患侧下肢→手杖→健侧下肢　B. 手杖放在下肢的后外侧

C. 健侧下肢→手杖→患侧下肢　D. 不扶好楼梯扶手

E. 手杖放在下肢的后侧

6. 照护人员照护老年人使用拐杖行走时，应注意（　　）。

A. 教会老年人检查拐杖是否完好

B. 应在偏瘫老年人健侧陪同其行走

C. 搀扶好老年人一同行走

D. 完成当日活动量才可休息

E. 训练完后无须安置老年人

7. 下列哪项不是老年人使用助行器需要准备的?（　　）

A. 有行走的意愿　　　　　　B. 身体状况允许

C. 穿合适的衣裤　　　　　　D. 穿红色的衣服

E. 穿防滑的鞋子

8. 使用手杖下阶梯的正确方法是（　　）。

A. 先下健侧下肢　　　　　　B. 后下患侧下肢

C. 手杖放在下肢的前侧　　　D. 不用嘱咐老年人扶好阶梯扶手

E. 同时下健侧下肢和手杖

9. 老年人手杖高度的调节正确的是（　　）。

A. 肘关节伸直　　　　　　　B. 腕关节掌屈

C. 肘关节屈曲 40°～60°　　　D. 肘关节屈曲 15°～30°

E. 肘关节掌屈 15°～30°

10. 拐杖把手的高度为（　　）。

　　A. 身高减去 41 cm　　　　　　B. 身高减去 46 cm

　　C. 站立时大转子的高度　　　　D. 站立时髂前上棘的高度

　　E. 肘关节弯曲 20°～30°时手腕的高度

11. 下列关于框架式步行器的描述不正确的是（　　）。

　　A. 分两轮式和三轮式　　　　　B. 其支撑面积较小

　　C. 其稳定性较差　　　　　　　D. 可增强下肢肌肌力

　　E. 以上都不对

12. 下列不属于手杖分类的是（　　）。

　　A. 单足手杖　　　　B. 多足手杖　　　　C. 直手杖

　　D. 带座式手杖　　　E. 前臂杖

13. 助行器主要包括（　　）类。

　　A. 1　　　B. 2　　　C. 3　　　D. 4　　　E. 5

14. 老年人直立,肘关节屈曲（　　）时手的高度即为框架式步行器把手的高度。

　　A. 30°～35°　　　　B. 15°～30°　　　　C. 10°～12°

　　D. 9°～13°　　　　E. 35°～40°

15. 腋杖高度为身高减去（　　）cm 的长度。

　　A. 12　　　B. 34　　　C. 47　　　D. 41　　　E. 45

16. 为老年人调配手杖时,手杖高度应该与（　　）高度一致。

　　A. 大转子　　B. 髋骨　　C. 髌骨　　D. 坐骨　　E. 鹰嘴

17. 老年人使用助行器时照护人员不应（　　）。

　　A. 着装整洁　　　　　　　　　B. 了解老年人的一般情况

　　C. 了解老年人的活动能力　　　D. 了解老年人的疾病情况

　　E. 跟同伴嬉戏玩闹

18. 使用助行器时下列不属于对环境的要求的是（　　）。

　　A. 环境安静　　　　　　　　　B. 光线充足

　　C. 无障碍物　　　　　　　　　D. 地面有水渍、油渍

　　E. 地面干燥

19. 下列不属于助行器使用异常情况的是（　　）。

　　A. 下肢骨折　　　　　　　　　B. 下肢出现红斑

　　C. 持拐下地后手腕肿胀　　　　D. 持拐下地后手不能持物

　　E. 以上均属于

20. 下列属于助行器检查要求的是（　　）。

　　A. 助行器是否完好

B. 助行器把手是否松动

C. 助行器与地面接触的橡胶垫是否牢固

D. 可调高度的助行器调节卡扣是否锁紧

E. 以上都是

二、A3/A4 型题

(1~2 题共用题干)

毛爷爷,75 岁,身高 168 cm,意外摔倒后,踝关节肿胀、疼痛,行动不便,医生建议使用腋杖帮助行走。

1. 适合毛爷爷的腋杖高度是( )。

A. 130 cm B. 140 cm

C. 120 cm D. 127 cm

E. 135 cm

2. 毛爷爷使用腋杖时,需检查( )。

A. 把手 B. 橡胶垫

C. 调节卡扣 D. 器具是否完好

E. 以上都是

(3~4 题共用题干)

王奶奶,78 岁,独自在卫生间洗澡后更换衣服时不慎摔倒,左侧大腿疼痛厉害,无法站立,照护人员马上联系医生。医生赶到后经问诊和检查,判断王奶奶可能发生腿部骨折,立即联系"120"。"120"工作人员赶到后,照护人员需协助医生将王奶奶转移到救护车,送到医院做进一步检查。

3. 王奶奶经医院救治,病情稳定,医生建议回去后可借助拐杖行走。王奶奶使用拐杖上阶梯时,方法正确的是( )。

A. 先上健侧下肢 B. 先上患侧下肢

C. 先上健侧拐杖 D. 先上患侧拐杖

E. 同时上健侧下肢和拐杖

4. 王奶奶使用拐杖下阶梯时,方法正确的是( )。

A. 先下健侧下肢 B. 先下患侧下肢

C. 先下健侧拐杖 D. 先下患侧拐杖

E. 同时下患侧下肢和拐杖

答案:

一、1. B 2. B 3. D 4. C 5. C 6. A 7. D 8. B 9. D 10. C 11. E 12. E
13. C 14. B 15. D 16. A 17. E 18. D 19. E 20. E

二、1. D 2. E 3. A 4. B

任务二 轮椅转运

扫码看课件

轮椅是装有轮子的可以帮助(替代)行走的椅子,是用于伤员、病员、残疾人、老年人居家康复、周转运输、就诊、外出活动的重要移动工具。轮椅不仅可满足肢体伤残者和行动不便人士的代步需求,还方便家属移动和照顾病员或行动不变的老年人,使他们借助于轮椅进行身体锻炼和参与社会活动。随着我国人口老龄化进程加快,65岁及以上人口数量的增长,对轮椅的需求还会进一步增加。因此,轮椅转运是老年人照护工作的重要组成部分。

【知识点】

(一)轮椅的种类及性能

1. 固定式轮椅 结构简单,但占用空间大,老年人上下不方便。

2. 折叠式轮椅 国内外目前应用最广泛的一种。此类轮椅的扶手或脚踏板均可拆卸,车架可折叠,便于携带和运输。

3. 躺式轮椅 适用于年老体弱者,轮椅靠背能从垂直向后倾斜直至水平位,脚踏板也能自由变换角度。

4. 手推式轮椅 由照护人员推动的轮椅。此类轮椅的特点是前后皆采用直径相同的小轮子,因此造价相对较低,重量较轻,方便推动。

5. 电动轮椅 是在传统手推式轮椅的基础上,叠加高性能动力驱动装置、智能操纵装置、电池等部件改造升级而成,具备人工操纵智能控制器,能驱动轮椅完成前进、后退、转向、站立、平躺等多种功能的新一代智能化轮椅。电动轮椅是现代精密机械、智能数控、工程力学等领域相结合的高新科技产品,可满足不同功能障碍的老年人的需求。如对于手和前臂功能完全丧失的老年人,可选用下颌进行操纵的电动轮椅。

(二)使用轮椅转运老年人的要点

1. 轮椅的检查 轮椅使用前应进行检查。首先,检查打开与收起是否顺畅;其次,检查刹车是否灵敏,充气轮胎的胎压是否正常;最后,检查座垫、安全带、脚踏板等是否完好。

2. 轮椅打开与收起方法

(1)打开轮椅:双手握住轮椅两侧扶手外展,然后手掌向下按压轮椅座垫即可打开。

(2)收起轮椅:双手握住座垫中间的前后两端,同时向上提拉即可收起。

3. 使用轮椅的要点

(1) 推轮椅时速度要慢,要嘱咐老年人头及背向后靠,并抓紧扶手,勿向前倾或自行下车。

(2) 遇到障碍物或拐弯时,照护人员应提前告知并提示。

(三) 识别异常情况并及时报告

转运过程中,观察老年人表现并询问其感受。若老年人感觉疲乏或不适,应就近休息或尽快返回,通知医护人员。

案例导入

李奶奶,92岁,生活基本不能自理,因年龄较大行动不便,每天上午均在房间内卧床休息,下午在照护人员的协助下,借助轮椅到楼下的小花园散步。近期因知道自己的大女儿生病住院,感到焦虑和担忧,不愿意离开房间。

问题:按照照护计划,照护人员如何借助轮椅协助李奶奶外出散步?

【操作目的】

轮椅转运的目的是帮助老年人外出活动,满足其代步的需求,还可以帮助老年人进行身体锻炼和参与社会活动。

【操作程序】

(一) 评估

老年人的年龄、病情、意识状态、心理合作程度、活动能力、肌力情况等。

(二) 准备

1. **照护人员准备** 仪表端庄,着装整洁;修剪指甲,七步洗手法洗手。
2. **环境准备** 评估环境安静,光线充足,无障碍物,地面平坦、干燥。
3. **老年人准备** 身体状况允许,穿防滑鞋。
4. **用物准备** 轮椅,必要时备毛毯等(图5-7)。

扫码看视频

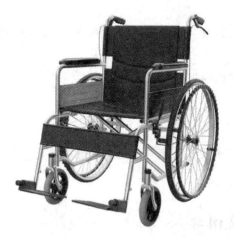
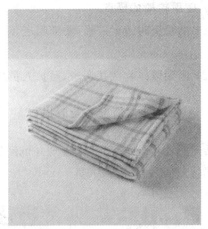

图 5-7　用物准备

（三）实施

1. 核对、解释　携用物至床旁，核对床号、姓名、腕带，向老年人解释操作目的、操作要点，以取得配合。

2. 检查轮椅　检查轮椅刹车、轮胎气压、安全带、脚踏板等是否完好。

3. 摆放轮椅　将轮椅靠近老年人身体健侧，轮椅与床夹角为 30°～45°，刹车制动，脚踏板翻起，必要时撤掉挡腿布。

4. 协助站起　照护人员首先应确认床的高度，要与轮椅的座垫高度接近，轮椅必须带有刹车，脚踏板可折叠或拆卸，便于操作，保证老年人安全。老年人坐床上，嘱咐其健侧手扶着照护人员的肩臂部，健侧下肢足跟与床沿齐平，照护人员屈膝下蹲，双手环抱老年人腰部或抓紧其背侧腰裤，双腿用力带动老年人平稳站起。

5. 协助上轮椅　照护人员以自己的身体为轴转动，带动老年人转体，将老年人移至轮椅前，使老年人平稳坐下；嘱咐老年人扶好扶手，照护人员绕到轮椅后方，两臂从老年人背后腋下伸入，使老年人身体靠近椅背坐稳，双脚放在脚踏上，系好安全带。

6. 使用轮椅转运老年人　照护人员平稳匀速推行。上下坡道、阶梯、进出电梯按照相应操作方法执行。

（1）上坡道：照护人员手握椅背把手均匀用力，两臂保持屈曲，身体前倾，平稳向上推行。

（2）下坡道：采用倒退下坡的方法。照护人员嘱咐老年人抓紧轮椅扶手，身体靠近椅背。照护人员握住椅背把手，缓慢倒退行走。

（3）上阶梯：脚踩轮椅后侧杠杆，抬起前轮，以两后轮为支点，使前轮翘起移上阶梯，再以两前轮为支点，双手抬车把带起后轮，平稳地移上阶梯。

（4）下阶梯：采用倒退下阶梯的方法。照护人员嘱咐老年人抓紧扶手，提起椅背把手，缓慢地将后轮移下阶梯,再以两后轮为支点,稍稍翘起前轮,轻拖轮椅至前轮移下阶梯。

(5)进电梯:照护人员在前,轮椅在后,即轮椅以倒退形式进入电梯,并及时刹车制动。

(6)出电梯:确认电梯停稳,松开刹车,推行出电梯。

7. 协助老年人下轮椅　活动结束或到达目的地,刹车制动;轮椅与床成30°~45°角,脚踏板向上翻起,老年人双脚平稳踏在地面上,打开安全带;嘱咐老年人身体前倾,健侧手臂扶住照护人员肩臂部,健侧下肢足跟与轮椅座垫前沿平齐,照护人员屈膝下蹲,双膝夹紧老年人健侧膝部,双手环抱老年人腰部或抓紧背侧裤腰,双腿用力带动老年人平稳站起;照护人员以靠近床侧足跟为轴转身带动老年人转体,将老年人移至床前,使老年人平稳坐下。

8. 整理用物　将轮椅推到指定存放处,收起轮椅并将刹车制动;安置老年人,询问其感受,整理床单位,感谢其配合。

9. 洗手、记录

【操作注意事项】

(1)推行过程平稳匀速。

(2)推轮椅时速度要慢,要嘱咐老年人头及背向后靠,并抓紧扶手,勿向前倾或自行下车。

(3)遇到障碍物或拐弯时,照护人员应提前告知并提示。

(4)老年人乘坐轮椅时每隔30 min应变换体位,避免局部长期受压形成压疮。

(5)寒冷天气可使用毛毯盖住老年人双腿进行保暖。

(6)转运过程中,观察老年人表现并询问其感受。若老年人感觉疲乏或不适,应就近休息或尽快返回,并通知医护人员。

(7)进出门或遇到障碍物时,勿用轮椅撞门或障碍物。

【操作风险点及评价系数】

序号	风险点描述	评价系数α值
1	未评估老年人年龄、病情、意识状态、活动能力、心理合作程度、肌力情况或评估不全	(1)未评估(一项未评估,$\alpha=0.6$;两项未评估,$\alpha=0.3$;两项以上未评估,$\alpha=0.2$) (2)未检查轮椅,$\alpha=0.2$
	操作中出现安全风险	(1)未系安全带,老年人发生擦伤、撞伤、跌倒,$\alpha=0.2$ (2)发生安全事故,$\alpha=0$

扫码看
思维导图

续表

序号	风险点描述	评价系数α值
2	操作流程出现错误	(1) 操作不流畅，α=0.3~0.4 (2) 操作中部分流程或项目缺失，α=0.4 (3) 老年人隐私未得到保护，α=0.3 (4) 操作中部分流程不流畅，但无缺项，α=0.5
3	操作正确流畅，但无沟通	操作正确流畅，但无沟通，α=0.6
4	操作正确流畅，过程中有一定的沟通	(1) 操作正确流畅，遵守照护礼仪，未出现沟通禁忌，但沟通较为生硬，α=0.7 (2) 操作正确流畅，语言沟通自然，有认同和引导，α=0.8
5	健康宣教不当，操作中未体现良好的人文关怀	(1) 全程无健康宣教，α=0.5 (2) 能针对老年人常见生理和心理特点进行沟通，主动与老年人谈心，适时开展健康宣教，α=0.9 (3) 情景沟通中体现出对老年人的自尊、价值和需求的尊重，α=1.0

【操作评分标准】

项目	操作标准	分值	扣分标准	配分	扣分	备注
素质要求 (2分)	(1) 考生仪表得体，表达清晰、自然大方	1	仪表不得体，表达不清晰、大方	1		
	(2) 考生准备：着装整洁，修剪指甲，七步洗手法洗手，符合工作岗位要求	1	着装不符合要求、未洗手	1		
评估及准备要求 (8分)	(1) 环境准备：环境清洁、安静，光线充足，无障碍物，地面平坦、干燥	2	未评估 少评估一项	2 1		
	(2) 老年人评估： ①核对老年人信息(床号、姓名、腕带) ②评估老年人年龄、病情、意识状态、心理合作程度、活动能力、肌力情况等	2	未评估 少评估一项	2 1		
	(3) 老年人准备：身体状况允许，穿防滑的鞋子	2	未准备	2		
	(4) 用物准备：轮椅，必要时备毛毯	2	未准备 每缺一项	2 1		

续表

项目	操作标准	分值	扣分标准	配分	扣分	备注
操作步骤（75分）	（1）携用物至床旁，向老年人解释操作目的、操作要点，取得配合	1	一处不符合要求	1		
	（2）检查轮椅刹车、轮胎气压、安全带、脚踏板等	8	少检查一项	2		
	（3）摆放轮椅：将轮椅靠近老年人身体健侧，轮椅与床夹角成30°~45°，刹车制动，脚踏板翻起，必要时撤掉挡腿布	10	轮椅放错位置 轮椅与床夹角不对 刹车未制动 脚踏板未翻起	5 2 5 2		
	（4）协助站起：老年人坐床上，嘱咐其健侧手扶着照护人员的肩臂部。健侧下肢足跟与床沿平齐，考生屈膝下蹲，双手环抱老年人腰部或抓紧其背侧裤腰，双腿用力带动老年人平稳站起	10	老年人未站稳	4		
	（5）协助上轮椅：考生将老年人平稳地转移至轮椅前坐下，嘱咐老年人扶好扶手，协助老年人调整好座位，系好安全带	10	未扶好扶手 未调整坐位 未系安全带	2 2 5		
	（6）使用轮椅转运老年人：考生平稳匀速推行。上下坡道、阶梯、进出电梯按照相应操作方法完成	20	上坡道、阶梯方法错误 下坡道、阶梯方法错误 进电梯方法错误 出电梯方法错误	5 5 5 5		
	（7）协助老年人下轮椅：活动结束，考生将老年人平稳地转移至床上，取舒适体位	10	轮椅放错位置 轮椅与床夹角不对 刹车未制动 脚踏板未翻起	5 2 5 2		

续表

项目	操作标准	分值	扣分标准	配分	扣分	备注
操作步骤 (75分)	(8)整理用物:将轮椅推到指定存放处,收起轮椅并将刹车制动;安置老年人,询问其感受,整理床单位,感谢其配合	5	未收起轮椅 刹车未制动 未协助老年人取舒适体位 未整理床单位 未询问老年人感受	1 1 1 1 1		
	(9)洗手、记录	1	未洗手、记录	1		
综合评价 (15分)	(1)人文关怀: ①注意保护老年人安全和进行职业防护 ②沟通有效、充分,体现人文关怀	2	未注意保护老年人和自身安全 人文关怀意识不强	2 1		
	(2)工作思维清晰,根据案例,照护措施全面正确	2	与案例脱节	2		
	(3)口述注意事项: ①考生在使用轮椅前,首先确认床的高度,要与轮椅的座垫高度接近,轮椅必须带有刹车,脚踏板可折叠或拆卸,便于操作,保证老年人安全 ②推轮椅时,速度要慢,要嘱咐老年人的头及背向后靠,遇到障碍物或转弯时,应提前告知并提示老年人 ③老年人乘坐轮椅时每隔30 min应变换体位 ④寒冷天气,可在老年人腿部盖毛毯,观察老年人感受,如有不适,立即返回;进出门或遇到障碍物时不能用轮椅撞门或障碍物	4	未口述注意事项 少口述一个注意事项	4 1		
	(4)健康宣教充分	2	未健康宣教 健康宣教不充分	2 1		

124

续表

项目	操作标准	分值	扣分标准	配分	扣分	备注
综合评价（15分）	（5）具备安全风险意识	2	不当操作，造成风险，视情节扣分	2		
	（6）操作流畅，全过程稳、准、轻、快、美观，符合操作原则；时间：全程 10 min，其中准备用物 2 min，操作流程 8 min	3	顺序颠倒、重复一次 时间每超过 30 s	1 1		
	总分					

抽签号： 班级： 学号： 考生： α= 考评员： 日期：

考证必练

一、A1/A2 型题

1. 轮椅的种类不包括（　　）。
   A. 固定式轮椅　　　　　　B. 折叠式轮椅
   C. 后靠式轮椅　　　　　　D. 手推式轮椅
   E. 电动轮椅

2. 下列对折叠式轮椅描述错误的是（　　）。
   A. 扶手或脚踏板均为拆卸式　　B. 车架可折叠
   C. 便于携带和运输　　　　　　D. 是世界上最先进的一种
   E. 是目前国内应用最广泛的一种

3. 关于轮椅的检查，正确的是（　　）。
   A. 刹车灵敏　　　　　　　　B. 打开与收起顺畅
   C. 脚踏板完好　　　　　　　D. 安全带完好
   E. ABCD 都对

4. 使用轮椅转运老年人过程中，遇到障碍物时操作错误的是（　　）。
   A. 可以借助轮椅将障碍物撞开
   B. 接近障碍物时，照护人员自行避开即可
   C. 照护人员可与老年人一起，移开障碍物
   D. 照护人员不得告知老年人，避免其惊慌
   E. 以上都是

5. 关于使用轮椅前的准备，正确的是（　　）。

思政课堂

A. 刹车灵敏 B. 不用检查胎压

C. 脚踏板有一只损坏 D. 打开与收起不顺畅

E. 安全带可有可无

6. 使用轮椅上阶梯时,正确的是( )。

A. 嘱咐老年人下车,直接将轮椅抬上阶梯

B. 直接抬起前轮放在阶梯上

C. 将轮椅倒着推上阶梯

D. 嘱咐老年人身体前倾

E. 以上都错

7. 使用轮椅上下电梯时,正确的是( )。

A. 直接将轮椅抬进电梯

B. 刹车不可制动

C. 照护人员在前,轮椅在后,倒退进电梯

D. 轮椅可撞开电梯门

E. 可提前松开刹车

8. 将老年人从床转移到轮椅的过程中,轮椅与床的夹角为( )。

A. 25°～35° B. 15°～35°

C. 30°～45° D. 45°～60°

E. 45°～65°

9. 以下哪种轮椅靠背的角度是可调的?( )

A. 躺式轮椅 B. 固定式轮椅

C. 折叠式轮椅 D. 手推式轮椅

E. 电动轮椅

10. 以下轮椅中最适合携带的是( )。

A. 固定式轮椅 B. 手推式轮椅

C. 医用轮椅 D. 折叠式轮椅

E. 电动轮椅

二、A3/A4 型题

(1～3题共用题干)

王奶奶,60岁,近期由于雨天路滑,着急回家而疾走,不慎滑倒导致左腿骨折,因其行动不便,故近期使用轮椅转运。

1. 照护人员推行坐轮椅的王奶奶下坡,正确的方法是( )。

A. 直接推轮椅下坡 B. 将老年人及轮椅搬下坡道

C. 照护人员在坡下接老年人 D. 倒退下坡

E. 以上均错

2. 照护人员使用轮椅推王奶奶进入公共区域时应当做的是（　　）。

A. 丢下老年人，去做自己的事情

B. 为了节省时间快速推老年人离开

C. 缓慢行走

D. 以上均对

E. 以上均错

3. 照护人员使用轮椅推王奶奶进入电梯应（　　）。

A. 提醒老年人身体过于前倾　　　B. 上抬脚踏板

C. 直接进入电梯　　　　　　　　D. 以倒退形式进入电梯并及时刹车制动

E. 以上均错

答案：

一、1. C　2. D　3. E　4. E　5. A　6. E　7. C　8. C　9. A　10. D

二、1. D　2. C　3. D

项目六 急危应对

任务一 呼吸道异物的应对

扫码看课件

老年人进餐时发生食物卡住咽喉,或不小心吞咽异物等情况,使异物进入呼吸道,发生呼吸道梗阻,可出现呼吸困难,甚至窒息、昏迷、心搏骤停,需要立即实施海姆利希(Heimlich)手法。海姆利希手法是 1974 年美国医生亨利·海姆利希研究发明的一种简便有效的解除呼吸道异物梗阻的现场急救方法,能及时阻止窒息、昏迷、心搏骤停等危险情况的发生。海姆利希手法的原理是利用肺部残余气体,按压腹部形成气流冲出梗阻异物,恢复呼吸道通畅。海姆利希手法是世界上公认有效的解除呼吸道异物梗阻的方法,根据适应人群和方法不同,可分为海姆利希腹部冲击法、海姆利希胸部冲击法和婴幼儿海姆利希法三类。

案例导入

刘奶奶,65 岁,入住某养老机构,家人探望时给刘奶奶喂食汤圆,导致其突发呼吸困难、不能发音、面色发绀、剧烈咳嗽,伴双手抓喉状,表情极为痛苦。照护人员了解情况后立即予以应对。

问题:按照照护计划,照护人员如何用海姆利希手法协助刘奶奶排出呼吸道异物?

【操作目的】

老年人因吞咽反射减弱等,容易发生呼吸道异物梗阻,一旦发生即刻造成呼吸困难,甚至窒息及心搏骤停,严重威胁老年人生命,必须在数分钟内紧急清除异物,恢复呼吸道通畅。

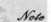

【操作程序】

（一）评估

（1）评估老年人咳嗽、发绀、呼吸困难的程度，是否存在喘鸣、窒息及四凹征（胸骨上窝、锁骨上窝和锁骨下窝、剑突下或上腹部、肋间隙这四个部位吸气时向内凹陷），是否存在意识丧失。
（2）评估老年人年龄、身体状况、心理合作程度。
（3）评估老年人是否能够站立或坐起。

扫码看视频

（二）准备

1. **照护人员准备**　个人防护已做好。
2. **环境准备**　评估环境安全、安静、宽敞。

（三）实施

1. **快速询问**　询问老年人："您是否被东西噎住了？"对方点头示意，但不能说话；照护人员："我先试试能不能帮您拍出来或抠出来。……不行！我马上帮您压出来，请您按照我说的做！"
2. **站位准备**　老年人取站位或坐位，身体前倾，头部略低，照护人员站于老年人身后，脚成弓步状，前脚站于老年人双脚间；意识不清者取仰卧位，照护人员双腿跪于老年人大腿两侧。
3. **实施急救**　双臂围抱老年人腰部，一手握拳，拳心向内，置于老年人上腹部，剑突与脐的中点；另一手盖住拳头并握紧，双手迅速向内上方用力压迫腹部。对于意识不清者，照护人员双手叠放，用手掌根部顶住其上腹部正中位置，快速地向内前方压迫腹部。
4. **反复实施**　反复有节奏、用力地进行压迫，直至异物排出为止；意识不清者需打开下颌，评估或检查异物是否排出。
5. **评估效果**　评估老年人意识、呼吸困难改善情况。
6. **询问与检查**　询问老年人感受，检查有无并发症发生。常见并发症有肋骨骨折、腹部或胸腔脏器损伤。
7. **洗手、记录**

扫码看
思维导图

【操作注意事项】

（1）若实施过程中出现心搏、呼吸骤停，须立即进行心肺复苏。

（2）严格把握压迫力度。保证每一个压迫动作是迅猛的、顿击的，有一定的力度，意识不清老年人实施腹部冲击时可利用照护人员自身体重来完成快速猛烈冲击；需要注意的是，老年人胸腔组织的弹性及顺应性差，易致肋骨骨折、腹部及胸腔内脏破裂及出血等，故不能用力过猛。

（3）对于不方便使用海姆利希腹部冲击法进行急救的老年人，如肥胖、有腹部伤口者等，推荐使用海姆利希胸部冲击法。海姆利希胸部冲击法：照护人员站在老年人身后，双臂由老年人腋下抱胸，一手握拳，拳心向内，置于老年人胸骨下端；另一手抓住拳头向后猛推，反复实施，直至异物排出。

（4）做好预防呼吸道异物梗阻的健康宣教：进食时精力集中，尽量少说话，避免嬉笑、打骂；进食速度要慢，量要少；避免进食块大、质硬、刺多、黏性大的食物，如龙眼、粽子、大枣、汤圆等；若发生呼吸道异物梗阻时身边无人，可实施自我腹部冲击法进行自救。自我腹部冲击法：将上腹部压向任何坚硬、突出的物体（如椅背、床挡等）上，反复实施挤压。

【操作风险点及评价系数】

序号	风险点描述	评价系数 α 值
1	未评估老年人咳嗽、发绀、呼吸困难的程度，是否存在喘鸣、窒息及四凹征，是否存在意识丧失；未评估老年人年龄、身体状况、心理合作程度；未评估老年人是否能够站立或坐起	未评估（一项未评估，α＝0.6；两项未评估，α＝0.3；两项以上未评估，α＝0.2）
	操作中出现安全风险	（1）用力不当、位置错误，α＝0.2 （2）发生安全事故，α＝0
2	操作中部分项目缺失或出现错误	（1）操作错误，α＝0.2 （2）操作中部分项目缺失，α＝0.3
3	操作正确流畅，但沟通不当	（1）操作正确流畅，但沟通较为生硬，α＝0.6 （2）操作正确流畅，但全程无沟通，α＝0.4
4	操作中未体现良好的人文关怀	（1）人文关怀较为生硬，α＝0.7 （2）全程未体现人文关怀，α＝0.5
5	健康宣教不当	（1）健康宣教不全，α＝0.8 （2）全程无健康宣教，α＝0.4

【操作评分标准】

项目	操作标准	分值	扣分标准	配分	扣分	备注
素质要求 （2分）	（1）考生仪表得体，表达清晰、自然大方	1	仪表不得体，表达不清晰、大方	1		
	（2）考生准备：着装整洁，符合工作岗位要求	1	着装不符合要求	1		
评估及准备要求 （6分）	（1）环境准备：环境安全、安静、宽敞	1	未评估	1		
	（2）老年人评估： ①评估老年人咳嗽、发绀、呼吸困难的程度，是否存在喘鸣、窒息、四凹征、意识丧失 ②老年人年龄、身体状况、心理合作程度 ③老年人是否能够站立或坐起	4	未评估 少评估一项	4 1		
	（3）考生准备：个人防护已做好	1	未做防护	1		
操作步骤 （71分）	（1）询问老年人："您是否被东西噎住了？"对方点头示意，但不能说话；考生："我先试试能不能帮您拍出来或抠出来。……不行！我马上帮您压出来，请您按照我说的做！"	4	未询问 未尝试拍出或抠出	2 2		
	（2）老年人取站位或坐位，身体前倾，照护人员站于老年人身后，脚成弓步状，前脚站于老年人双脚间；意识不清者取仰卧位，考生双腿跪于老年人大腿两侧	20	老年人体位错误 考生站位错误	10 10		
	（3）双臂围抱老年人腰部，一手握拳，拳心向内，置于老年人上腹部，另一手盖住拳头并握紧，双手迅速向内上方用力压迫腹部。对于意识不清者，考生双手叠放，用手掌根部顶住其上腹部正中位置，快速地向内前方压迫腹部	30	手法错误 部位错误 用力方向错误	10 10 10		
	（4）反复有节奏、用力地进行压迫，直至异物排出	6	未反复进行 节奏紊乱 力度不足	2 2 2		

续表

项目	操作标准	分值	扣分标准	配分	扣分	备注
操作步骤 (71分)	(5) 评估意识、呼吸困难改善情况	4	未评估 少评估一项	4 1		
	(6) 询问老年人感受,检查有无并发症发生	5	未询问 未检查	2 3		
	(7) 洗手、记录	2	未洗手、记录	2		
综合评价 (21分)	(1) 工作思维清晰,根据案例,迅速做出正确判断	5	未做出判断	5		
	(2) 操作有效性:老年人呼吸道异物是否排出	6	异物未排出	6		
	(3) 健康宣教质量	4	未宣教 少宣教一项	4 1		
	(4) 操作流畅,全过程迅速、规范、安全,符合操作原则;时间:全程 10 min,其中操作流程 8 min,评估效果 2 min	6	顺序颠倒、重复一次 操作慌乱紧张,视情节扣分 时间每超过 1 min	2 2 2		
总分						

抽签号:　　班级:　　学号:　　考生:　　α=　　考评员:　　日期:

 考证必练

思政课堂

一、A1/A2 型题

1. 下列哪个因素最易导致老年人进食意外的发生?(　　)

A. 给卧床老年人喂汤时,用食勺从口侧面喂食

B. 给卧床老年人进食汤圆时整个喂入老年人口中

C. 给偏瘫老年人喂食时,食勺从健侧放入

D. 给吃干食发噎的老年人喂水或饮料

E. 老年人进食时不允许说话

2. 预防老年人呼吸道异物梗阻的正确做法是(　　)。

A. 将食物切成细块

B. 快速吞咽

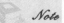

C. 就餐环境轻松愉快,边进食边聊天、嬉笑

D. 老年人多选黏性大的食物进食

E. 老年人意识不清时仅喂食水分

3. 海姆利希手法是下列哪种紧急情况的快速急救方法?( )

A. 老年人支气管肺癌或支气管扩张等引起大咯血

B. 触电患者的急救

C. 老年人进食时食物进入喉部乃至呼吸道

D. 自发性气胸

E. 一氧化碳中毒

4. 海姆利希手法的急救原理是( )。

A. 旋转的力量　　　　　　B. 操作者使用的外力

C. 用力咳嗽　　　　　　　D. 患者自己发力

E. 冲击腹部及膈肌下软组织,肺部产生的气流

5. 给老年人进行海姆利希手法时( )。

A. 老年人站在照护人员身前,倾身向前,头部略低、张嘴

B. 老年人站在照护人员身前,身体后仰靠在照护人员身上

C. 老年人仰卧于地上

D. 老年人站在照护人员身前,倾身后仰,头部抬起、张嘴

E. 老年人站在照护人员身前,倾身向前,头部略低、闭嘴

6. 腹部冲击时用力的方向是( )。

A. 向内向上　　　　　　　B. 向内向下

C. 向外向上　　　　　　　D. 向外向下

E. 垂直向下

7. 海姆利希手法可能发生的并发症不包括( )。

A. 肋骨骨折　　　　　　　B. 膀胱破裂

C. 胃撕裂　　　　　　　　D. 胰腺破裂

E. 十二指肠穿孔

8. 海姆利希手法的注意事项不包括( )。

A. 快速识别窒息表现　　　B. 腹部冲击力度要迅猛

C. 冲击时定位要准确　　　D. 及时清除口腔异物

E. 出现心搏、呼吸骤停需加快腹部冲击

二、A3/A4 型题

(1～2题共用题干)

李爷爷,76岁,某日吃粽子时不慎卡在呼吸道,呼吸困难,双手抓喉,不能说话,痛苦不堪。

1. 老年人常见的呼吸道异物不包括(　　)。
   A. 花生　　　B. 粽子　　　C. 果冻　　　D. 鱼刺　　　E. 面条
2. 为清醒老年人实施海姆利希手法时,照护人员双臂围抱老年人腰部,一手握拳,拳心向内,置于老年人(　　)。
   A. 胸骨处　　B. 脐部　　　C. 上腹部　　D. 下腹部　　E. 腰部

(3~4题共用题干)

郑奶奶,66岁,身高158厘米,体重80千克。某日边吃年糕边与老伴吵嘴,不慎将年糕卡在呼吸道,出现剧烈咳嗽,面色发绀,双手呈"V"形抓住咽喉部,表情痛苦。

3. 下列哪项为呼吸道异物梗阻的特殊表现?(　　)
   A. 呼吸困难　　　　　　B. 面色发绀
   C. 剧烈呛咳　　　　　　D. "V"形手势
   E. 昏迷倒地
4. 该老年人发生呼吸道异物梗阻后,应当采用(　　)。
   A. 背部冲击法　　　　　B. 腹部冲击法
   C. 腰部冲击法　　　　　D. 胸部冲击法
   E. 喉部冲击法

(5~6题共用题干)

陈奶奶因脑梗死长期昏迷,某日新来的保姆给陈奶奶喂食银耳羹,导致陈奶奶突然出现呼吸困难,口唇发绀,出现四凹征。

5. 呼吸道异物梗阻的患者出现四凹征的部位不包括(　　)。
   A. 胸骨上窝　　B. 锁骨上窝　　C. 肋间隙　　D. 剑突下　　E. 胸骨体
6. 该老年人发生呼吸道异物梗阻,实施海姆利希手法时应采用的体位是(　　)。
   A. 俯卧位　　　　　　　B. 仰卧位
   C. 坐位　　　　　　　　D. 头高足低位
   E. 头低足高位

答案:
一、1. B　2. A　3. C　4. E　5. A　6. A　7. B　8. E
二、1. E　2. C　3. D　4. D　5. E　6. B

任务二　手掌烫伤的应对

扫码看课件

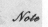

由于特殊的生理、病理及环境等因素,烫伤成为老年人常见的意外损伤之一。烫伤

可引起老年人剧烈疼痛等不适,严重时可导致休克、感染等。老年人常患糖尿病等多种慢性疾病,一旦烫伤则愈合难度更大。所以,预防老年人烫伤是老年照护的重要任务之一。此外,照护人员应了解烫伤面积估算及烫伤深度评估等相关知识,掌握老年人不慎烫伤以后"脱、泡、盖、送"等应急处理方法,从而减轻烫伤后的损害程度。

【知识点】

(一)老年人烫伤的原因

1. 生理因素 老年人因神经系统功能衰退及皮肤组织老化而痛、温觉减退,若使用热水袋或洗澡时温度和时间不当,一旦感觉皮肤疼痛或有烧灼感,往往已经造成皮肤烫伤。另外,老年人行动不便或视力减退,日常生活中不慎碰倒热水杯或热水瓶等很容易被烫伤。

2. 病理因素或治疗不当 患有糖尿病、心血管疾病的老年人痛觉减退,洗澡或泡脚时容易被烫伤。部分老年人生病时倾向于中医治疗,进行中医拔罐、针灸等理疗时,理疗器温度过高或者操作技术不当也会造成烫伤。

3. 环境因素 老年人黑色素细胞减少,对紫外线等有害射线的抵抗力降低,若在烈日下曝晒容易被烫伤。

(二)烫伤程度的判断

1. 烫伤面积估算

(1)手掌法:烫伤者五指并拢的一只手面积约占其体表面积的1%,可用手掌估算小面积烫伤大小(图6-1)。

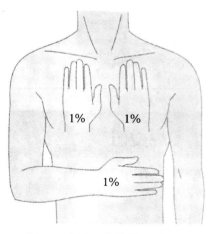

图6-1 烫伤面积估算(手掌法)

(2)新九分法:适用于成年人(包括老年人),Ⅰ度烫伤不计入其中(图 6-2、表 6-1)。

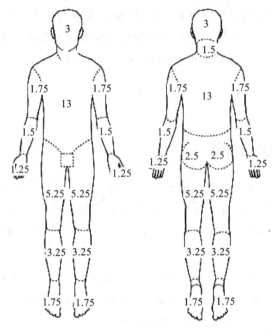

图 6-2　烫伤面积估算(新九分法)

表 6-1　烫伤面积估算(新九分法)

部位	成年人各部位面积(共 11 个 9%,另加 1%)
头、面、颈部	1 个 9% 头部 3%、面部 3%、颈部 3%
双上肢	2 个 9%,共计 18% 双手 5%、双前臂 6%、双上臂 7%
双下肢	5 个 9%加 1%,共计 46% 双臀 5%、双足 7%、双小腿 13%、双大腿 21%
躯干	3 个 9%,共计 27% 腹侧 13%、背侧 13%、会阴 1%

注:新九分法口诀(诵一诵、指一指):三、三、三、五、六、七、五、七、十三、二十一、十三、十三、会阴一。

2. 烫伤深度估算

(1)皮肤及皮下组织的结构:评估烫伤深度之前,必须先了解皮肤及皮下各层软组织的结构,包括皮肤(表皮、真皮)、皮下组织与肌肉。皮肤与皮下组织的结构与烫伤深度及其症状密切相关(图 6-3)。

(2)烫伤深度估算:常用三度四分法评估烫伤深度。烫伤深度由轻到重、由浅至深分为三度:Ⅰ度烫伤、Ⅱ度(又分为浅Ⅱ度和深Ⅱ度)烫伤、Ⅲ度烫伤,不同深度烫伤的表现和预后见表 6-2。

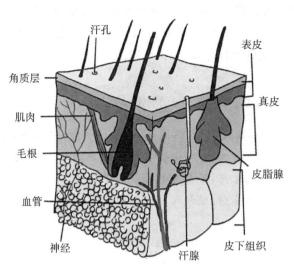

图 6-3 皮肤与皮下组织的结构

表 6-2 不同深度烫伤的表现与预后

烫伤深度		局部症状、体征	损伤深度及预后
Ⅰ度烫伤		局部红、肿、热、痛,有烧灼感,无水疱	仅伤及表皮生发层; 3~5 天愈合,不留瘢痕
Ⅱ度烫伤	浅Ⅱ度烫伤	水疱较大、创面底部肿胀发红,感觉敏感,剧痛	伤及真皮的乳头层; 2 周愈合,不留瘢痕
	深Ⅱ度烫伤	水疱较小,皮温稍低,创面呈浅红或红白相间,感觉迟钝,微痛	伤及真皮深层; 3~4 周愈合,留有瘢痕
Ⅲ度烫伤		形成焦痂。创面无水疱、蜡白或焦黄,皮温低,感觉消失	伤及皮肤全层,达皮下、肌肉、骨等; 2~4 周焦痂分离,肉芽组织生长,形成瘢痕

(三) 烫伤应对

1. Ⅰ度烫伤的紧急处理 浸水涂药,详见操作程序。

2. Ⅱ度烫伤的紧急处理 冷却治疗、保护水疱,并立即报告,迅速就医。口诀:降温止痛防感染,保护水疱送医院。若伤处水疱已破,不可浸泡,以防感染。可用无菌纱布或干净手帕包裹冰块,冷敷伤处周围,立即就医。

3. Ⅲ度烫伤的紧急处理 立即用清洁的被单或衣服简单包扎,避免污染和再次损伤,创面不要涂擦药物,保持清洁,立即报告,迅速就医。若发现老年人出现面色苍白、神志不清甚至昏迷,应及时拨打急救电话"120"。

案例导入

李爷爷,75岁,农民,独立性强,喜欢找活干,内心闲不下来,不喜欢麻烦别人。晚上睡觉前,准备洗脚,不小心打翻了床边的热水瓶,手掌Ⅰ度烫伤,内心非常自责,觉得自己无用,给身边的人带来了麻烦。

问题:按照照护计划,照护人员如何为李爷爷进行手掌烫伤处理?

扫码看视频

【操作目的】

手掌烫伤应对的目的是减轻烫伤引起的组织损伤,缓解疼痛,保护创面,预防感染。

【操作程序】

(一)评估

迅速到达现场,立即帮助老年人脱离危险环境,移去引起烫伤的危险物品;了解伤情,判断烫伤部位和程度;安抚老年人,稳定其情绪;评估老年人的年龄、病情、意识状态、心理合作程度、自理能力等。

(二)准备

1. 照护人员准备 仪表端庄,着装整洁;修剪指甲,七步洗手法洗手,戴医用外科口罩。

2. 环境准备 环境清洁、宽敞、安全,光线明亮。

3. 用物准备

(1)治疗车上层:治疗盘内备毛巾、烫伤膏、棉签、冰袋。治疗盘外备水盆(盛冷水)、记录本、笔、手消毒液等(图6-4)。

(2)治疗车下层:生活垃圾桶、医用垃圾桶等。

(3)其他:小凳、靠背椅等。

(三)实施

1. 核对、解释 携用物至床旁,核对床号、姓名、腕带,向老年人解释操作目的、操作

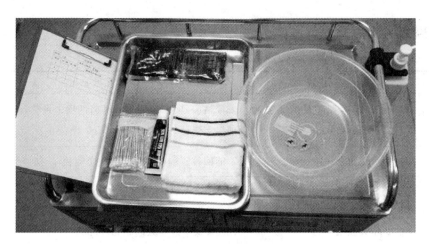

图 6-4 用物准备

要点,以取得配合。

2. 安置体位 协助老年人取舒适体位,暴露烫伤部位。

3. 冷却治疗 立即将烫伤处浸泡在冷水中,进行冷却治疗,如果有冰块,将冰块敷于烫伤处效果更好,冷却治疗时间为 30 min。冷却治疗有降温、减轻余热损伤及肿胀、止痛、防起疱等作用。如果烫伤部位不是手或足,不能将伤处浸泡在冷水中,进行冷却治疗时,可将受伤部位用毛巾包好,再在毛巾上浇冷水,或用冰块敷效果更佳。

4. 陪伴、安慰 陪伴并安慰老年人;冷却治疗期间,注意为老年人保暖,及时更换冷水。

5. 擦干水渍 用毛巾轻轻擦干烫伤手掌的水渍,蘸干烫伤部位水渍。

6. 涂烫伤膏 用棉签蘸取烫伤膏并均匀涂抹于烫伤部位。切勿使用酱油、牙膏、肥皂等"民间土方"涂抹伤处,以免贻误病情甚至导致感染等不良后果。

7. 安置体位 协助老年人上床,取舒适卧位,整理床单位,妥善放置烫伤手臂,安慰老年人,告知 3~5 天便可自愈。询问老年人感受,感谢其配合。

8. 整理用物 撤去水盆,清理用物。

9. 洗手、记录 记录烫伤的原因,伤处的面积、程度及处理要点。

【操作注意事项】

(1) 烫伤后应迅速脱离热源,以免继续损伤。

(2) 若穿着衣裤或鞋袜部位被烫伤,切勿急忙脱去被烫伤部位的衣裤或鞋袜,以免造成表皮拉伤。应先用冷水直接浇到伤处及周围,再脱去衣裤或鞋袜。

(3) 寒冷天气需注意身体其他部位的保暖。

扫码看思维导图

【操作风险点及评价系数】

序号	风险点描述	评价系数 α 值
1	操作前未评估,照护目的无法达成,存在安全隐患	未评估(一项未评估,α=0.6;两项未评估,α=0.3;两项以上未评估,α=0.2)
	操作中出现安全风险	不能回答正确处理烫伤的应急流程,α=0
2	操作中部分流程或项目缺失,未保护老年人隐私	(1) 操作不流畅,α=0.3～0.4 (2) 操作中部分流程或项目缺失,α=0.4 (3) 未保护老年人隐私,α=0.3 (4) 操作中部分流程不流畅,但无缺项,α=0.5
3	操作正确流畅,但无沟通	操作正确流畅,但无沟通,α=0.6
4	操作正确流畅,过程中有自然的沟通	(1) 操作正确流畅,遵守照护礼仪,未出现沟通禁忌,但沟通较为生硬,α=0.7 (2) 操作正确流畅,语言沟通自然,有认同和引导,α=0.8
5	操作正确流畅,体现良好的人文关怀,如沟通、告知、保护隐私、接受融入、尊重、互动等	(1) 操作正确流畅,能针对老年人常见生理和心理特点进行沟通,主动与老年人谈心,适时开展健康宣教,α=0.9 (2) 操作正确流畅,情景沟通中体现出对老年人的自尊、价值和需求的尊重,α=1.0

【操作评分标准】

项目	操作标准	分值	扣分标准	配分	扣分	备注
素质要求 (4分)	(1) 考生仪表得体,表达清晰、自然大方	2	仪表不得体,表达不清晰、大方	2		
	(2) 考生准备:着装整洁,修剪指甲,七步洗手法洗手,符合工作岗位要求	2	着装不符合要求 未洗手	1 1		
评估及准备要求 (16分)	(1) 环境准备:环境清洁、宽敞、安全,光线充足	2	未评估	2		

续表

项目	操作标准	分值	扣分标准	配分	扣分	备注
评估及准备要求（16分）	(2) 老年人评估： ①核对老年人信息（床号、姓名、腕带） ②评估老年人年龄、病情、意识状态、心理合作程度、自理能力 ③帮助老年人脱离危险环境，移去引起烫伤的危险物品 ④了解伤情，判断烫伤部位和程度	10	未核对老年人信息 未评估老年人年龄、病情、意识状态等 未帮助老年人脱离危险环境 未判断烫伤部位和程度	2 2 3 3		
	(3) 用物准备： ①治疗车上层：治疗盘内备毛巾、烫伤膏、棉签、冰袋。治疗盘外备水盆（盛冷水）、记录本、笔、手消毒液等 ②治疗车下层：生活垃圾桶、医用垃圾桶等 ③其他：小凳、靠背椅等	4	未准备 每缺一项	4 1		
操作步骤（68分）	(1) 七步洗手法洗手、戴医用外科口罩	4	一处不符合要求	4		
	(2) 向老年人解释冷却治疗的目的、方法，取得其配合	2	未解释 解释不全	2 1		
	(3) 协助老年人取舒适体位，暴露烫伤部位	4	未协助老年人处于合适体位 未充分暴露烫伤部位	2 2		
	(4) 将烫伤处浸泡在冷水中进行冷却治疗，如果有冰块，将冰块敷于伤处效果更好，冷却治疗时间为30 min。冷却治疗有降温、减轻余热损伤及肿胀、止痛、防起疱等作用。如果烫伤部位不是手或足，不能将伤处浸泡在冷水中。进行冷却治疗时，可将受伤部位用毛巾包好，再在毛巾上浇冷水，或用冰块敷效果更佳	14	未完全将老年人烫伤手的部位浸没在冷水中 未告知冷却治疗时间 未口述其余烫伤部位的处理方法	8 2 4		

续表

项目	操作标准	分值	扣分标准	配分	扣分	备注
操作步骤（68分）	（5）陪伴并安慰老年人；冷却治疗期间，注意为老年人保暖，及时更换冷水	12	未安慰老年人 未保暖 未换冷水	4 4 4		
	（6）用毛巾轻轻擦干烫伤手掌的水渍，蘸干烫伤部位水渍	8	未擦拭 擦拭方法不对 动作粗暴	4 2 2		
	（7）用棉签蘸取烫伤膏并均匀涂抹于烫伤部位。切勿使用酱油、牙膏、肥皂等"民间土方"涂抹伤处，以免贻误病情甚至导致感染等不良后果	8	未涂抹烫伤膏 涂抹方法错误 涂抹不均匀 未告知注意事项	8 2 2 2		
	（8）协助老年人上床，取舒适卧位，整理床单位，妥善放置烫伤手臂，安慰老年人，告知3～5天便可自愈。询问老年人感受，感谢其配合	10	未协助老年人取舒适体位 未整理床单位 烫伤手臂放置不妥 未告知愈合时间 未询问老年人感受	2 2 2 2 2		
	（9）撤去水盆，清理用物	2	未清理用物	2		
	（10）洗手、记录	4	未洗手 未记录	2 2		
综合评价（12分）	（1）人文关怀： ①注意保护老年人安全和进行职业防护 ②沟通有效、充分，体现人文关怀	3	未注意保护老年人和自身安全 人文关怀意识不强	2 1		
	（2）工作思维清晰，根据案例，照护措施全面正确	2	与案例脱节	2		
	（3）用后物品处置符合消毒技术规范	2	不符合规范	2		
	（4）具备安全风险意识	2	不当操作，造成风险，视情节扣分	2		
	（5）操作流畅，全过程稳、准、轻、快、美观，符合操作原则；时间：全程7 min，其中准备用物1 min，操作流程6 min	3	物品掉地一件 用物不符合要求 时间每超过30 s	1 1 1		
总分						

抽签号： 班级： 学号： 考生： α= 考评员： 日期：

→ 考证必练

一、A1/A2 型题

1. 下列导致老年人烫伤的原因,不包括(　　)。
   A. 老年人神经系统功能衰退及皮肤组织老化
   B. 老年人行动不便或者视力减退
   C. 老年人脾气暴躁,易发怒
   D. 老年人周围神经病变,痛觉减退
   E. 老年人在接受中医治疗时,理疗器温度过高或者操作技术不当

2. 以下不属于引起老年人烫伤原因的是(　　)。
   A. 生理因素　　　　　　B. 心理因素　　　　　　C. 病理因素
   D. 环境因素　　　　　　E. 治疗不当

3. 烫伤是烧伤中最常见的类型,下面不属于烫伤致伤因子的是(　　)。
   A. 沸水　　　　　　　　B. 热油　　　　　　　　C. 高温蒸汽
   D. 高温固体　　　　　　E. 化学腐蚀剂

4. 关于烫伤面积估算中的手掌法,描述正确的是(　　)。
   A. 以照护人员的一只手面积(五指并拢)为体表面积的1%
   B. 以照护人员的一只手面积(五指张开)为体表面积的1%
   C. 以患者自己的一只手面积(五指张开)为体表面积的1%
   D. 以患者自己的一只手面积(五指并拢)为体表面积的1%
   E. 用于估算大面积烫伤

5. 以下关于烫伤的描述,不正确的是(　　)。
   A. 烫伤程度取决于烫伤的面积和烫伤的深度
   B. 烫伤面积估算方法包括手掌法和新九分法
   C. 烫伤深度估算常用三度四分法
   D. 手掌法不适用于老年人
   E. Ⅰ度烫伤不计入烫伤面积

6. 李爷爷,72岁,不慎打翻沸汤,导致双手、双足和双小腿烫伤,均有水疱,估算烫伤面积为(　　)。
   A. 25%　　　B. 28%　　　C. 31%　　　D. 34%　　　E. 55%

7. 何奶奶,65岁,在接受艾灸治疗时,因操作不当导致背部有一只手面积大小的烫伤,有大小不等的水疱,烫伤面积为(　　)。
   A. 1%　　　B. 2%　　　C. 3%　　　D. 4%　　　E. 5%

8. 方爷爷,68岁,泡脚时水温过高,导致双足和双小腿烫伤,双脚出现水疱,双小腿下三分之一处有红斑,估算烫伤面积为(　　)。

A. 5％ B. 7％ C. 11％ D. 15％ E. 20％

9. 孙奶奶,66岁,做饭时不慎被热油烫伤右手及右前臂,自觉剧痛,其烫伤面积为( )。

A. 5％ B. 5.5％ C. 6％ D. 8.5％ E. 9％

10. 周爷爷,63岁,不慎被开水烫伤左侧大腿,无水疱,皮温稍低,创面红白相间,估算他的烫伤面积和深度为( )。

A. 6.5％,浅Ⅱ度 B. 10.5％,浅Ⅱ度 C. 21％,Ⅰ度
D. 6.5％,深Ⅱ度 E. 10.5％,深Ⅱ度

11. 浅Ⅱ度烫伤愈合时间一般为( )。

A. 3～7天 B. 2周 C. 3周 D. 4周 E. 5周

12. 吕爷爷,68岁。背部不慎烫伤,有大小不等的水疱,内含淡黄色、清亮液体,创面红润、潮湿,疼痛剧烈。估算其烫伤深度为( )。

A. Ⅰ度 B. 浅Ⅱ度 C. 深Ⅱ度 D. Ⅲ度 E. 重度

13. 刘奶奶,62岁。左上肢及左大腿烫伤,局部水疱大,疱壁薄,基底潮红,剧痛,其烫伤面积和深度为( )。

A. 14％,浅Ⅱ度 B. 16.5％,浅Ⅱ度 C. 19.5％,浅Ⅱ度
D. 32％,深Ⅱ度 E. 39％,深Ⅱ度

14. 伤及真皮浅层的烫伤是( )。

A. Ⅰ度烫伤 B. 浅Ⅱ度烫伤 C. 深Ⅱ度烫伤 D. Ⅲ度烫伤 E. Ⅳ度烫伤

15. 仅伤及表皮层,不计入烫伤面积的是( )。

A. Ⅰ度烫伤 B. 浅Ⅱ度烫伤 C. 深Ⅱ度烫伤 D. Ⅲ度烫伤 E. Ⅳ度烫伤

16. 难愈合,多需要植皮的烫伤是( )。

A. Ⅰ度烫伤 B. 浅Ⅱ度烫伤 C. 深Ⅱ度烫伤 D. Ⅲ度烫伤 E. Ⅳ度烫伤

17. 愈合后无瘢痕,但可有色素沉着的烫伤是( )。

A. Ⅰ度烫伤 B. 浅Ⅱ度烫伤 C. 深Ⅱ度烫伤 D. Ⅲ度烫伤 E. Ⅳ度烫伤

18. 浅Ⅱ度烫伤的损伤深度至( )。

A. 表皮角质层 B. 表皮颗粒层 C. 真皮浅层
D. 真皮深层 E. 肌肉层

19. 烫伤后,能感觉到剧烈疼痛的是( )。

A. Ⅰ度烫伤 B. 浅Ⅱ度烫伤 C. 深Ⅱ度烫伤 D. Ⅲ度烫伤 E. Ⅳ度烫伤

20. 发现老年人烫伤后,照护人员首先应做的是( )。

A. 查找引起烫伤的原因 B. 判断烫伤的部位和程度
C. 安抚老年人,稳定其情绪 D. 洗手并用干净毛巾擦干,戴口罩
E. 带老年人离开危险现场,取舒适体位

21. 老年人发生Ⅰ度烫伤的紧急处理原则是( )。

A. 浸水涂药

B. 用干净的布或衣服等盖住伤处

C. 拨打"120"急救电话

D. 保护创面送医院

E. 防治休克

22. 下列关于烫伤应对的紧急处理,正确的是( )。

A. Ⅰ度烫伤,泡、脱、盖、送

B. Ⅰ度烫伤,保护创面送医院

C. Ⅱ度烫伤,保护创面送医院

D. Ⅱ度烫伤,泡、脱、盖、送

E. Ⅲ度烫伤,浸水涂药

23. 冷却治疗应该在什么时候进行?( )

A. 烫伤后立即进行　　　　B. 剪掉烫伤处衣物后进行

C. 烫伤后 30 min 进行　　　D. 烫伤后 1 h 进行

E. 烫伤后 2 h 进行

24. 关于冷却治疗的时间,正确的是( )。

A. 超过 1 min　　　　B. 超过 5 min　　　　C. 超过 10 min

D. 超过 20 min　　　E. 超过 30 min

25. 关于冷却治疗的水温,正确的是( )。

A. 越冷越好　　　　B. 不能高于 0 ℃　　　　C. 不能高于 5 ℃

D. 不能低于 5 ℃　　E. 不能低于 10 ℃

26. Ⅰ度烫伤经冷却治疗之后,可用来涂于烫伤部位的是( )。

A. 肥皂　　　B. 牙膏　　　C. 酱油　　　D. 甲紫　　　E. 烫伤膏

27. 关于老年人发生Ⅱ度烫伤的紧急处理,正确的是( )。

A. 脱、泡、盖、送　　　　B. 泡、脱、盖、送　　　　C. 盖、泡、脱、送

D. 盖、脱、泡、送　　　　E. 脱、送、泡、盖

28. 周奶奶,不慎被开水烫伤胸部和右上肢,出现大小不等的水疱,以下操作正确的是( )。

A. 帮周奶奶直接脱掉上衣

B. 用冷水高压冲洗伤处后脱掉上衣

C. 用冰块放于伤处后脱掉上衣

D. 用剪刀剪掉伤处的衣物

E. 用剪刀剪掉伤处周围的衣物

29. 陈爷爷,67 岁,拔火罐时不慎将背部烫伤,有大水疱,疱壁薄,内含淡黄色、清亮液体,以下操作正确的是( )。

A. 用手挤破水疱　　　　　B. 用指甲掐破水疱　　　　　C. 水疱处涂牙膏
D. 水疱处涂甲紫　　　　　E. 用干净的布或毛巾盖住伤处保护水疱

30. 若老年人发生Ⅲ度烫伤,以下应对措施正确的是(　　)。
　　A. 用冷水浸泡伤处　　　　B. 用冰块冰敷伤处
　　C. 脱掉伤处的衣物　　　　D. 保护创面迅速就医
　　E. 用烫伤膏涂于烫伤部位

31. 下列关于老年人烫伤的应对措施,不正确的是(　　)。
　　A. 立即带领老年人脱离热源
　　B. 在烫伤后应立即进行冷却治疗
　　C. 脱掉衣物后,伤处以外部位不能覆盖保暖
　　D. 浸泡时间越早、水温越低(不低于5 ℃),效果越好
　　E. 浸泡水温不能低于5 ℃,以免冻伤

32. 老年人烫伤后,照护人员在处理的过程中若发现老年人出现面色苍白、神志不清甚至昏迷,应该(　　)。
　　A. 立即进行心肺复苏　　　B. 及时拨打"120"急救电话
　　C. 打电话通知其家属　　　D. 不停拍打老年人
　　E. 给老年人吸氧

33. 关于预防老年人烫伤,下列不正确的是(　　)。
　　A. 指导老年人掌握烤灯、湿热敷、热水坐浴的正确用法
　　B. 理疗时告知不要随意调节仪器
　　C. 热水瓶要放在角落等不易碰倒的地方
　　D. 使用电器时反复告知注意事项,并定期检查电器是否完好
　　E. 饮食方面,尽量给老年人喝冷汤或冷水

34. 周爷爷,67岁,左上肢不慎被烫伤,手臂出现大水疱,内含淡黄色、清亮液体,自诉疼痛剧烈,提示为(　　)。
　　A. Ⅰ度烫伤　　B. 浅Ⅱ度烫伤　　C. 深Ⅱ度烫伤　　D. Ⅲ度烫伤　　E. Ⅳ度烫伤

二、A3/A4型题

(1~3题共用题干)

陈爷爷,72岁。不慎打翻开水瓶,双下肢被开水烫伤后皮肤出现大水疱,疱壁薄,疼痛明显,水疱破裂后创面为红色。

1. 陈爷爷被烫伤的面积为(　　)。
　　A. 10%　　　B. 39%　　　C. 41%　　　D. 46%　　　E. 70%

2. 判断其烫伤的深度为(　　)。
　　A. Ⅰ度　　　B. 浅Ⅱ度　　　C. 深Ⅱ度　　　D. Ⅲ度　　　E. Ⅳ度

3. 照护人员发现此情况,错误的应对措施是(　　)。

A. 迅速脱离热源　　　　　　　　B. 创面涂抹甲紫
C. 用自来水大量冲洗双下肢　　　D. 安抚陈爷爷,稳定其情绪
E. 迅速送往医院

答案:
一、1.C　2.B　3.E　4.D　5.D　6.A　7.A　8.B　9.B　10.E　11.B　12.B
13.C　14.B　15.A　16.D　17.B　18.C　19.B　20.E　21.A　22.D　23.A　24.E
25.D　26.E　27.B　28.D　29.E　30.D　31.C　32.B　33.E　34.B
二、1.C　2.B　3.B